花
千
樹

中西醫
治癌手記

蘇子謙醫生　著

目錄

第一章 中西醫治療癌症一般事項

一、癌症病人常用補品須知

二、癌症病人飲食及戒口實錄

三、治療篇

第二章　**中西醫治療癌症心得**

　　癌病在全球十大死亡原因中高居第二位，僅次於心血管疾病。
而在香港，癌病是頭號殺手。在 2020 年所有登記死亡的人數當
中，有 29.2% 死於癌症。香港作為世界富裕地區之一，有優越的
醫療設備條件和出色的腫瘤專科醫生。蘇子謙醫生便是活躍於抗癌
第一線的腫瘤專科醫生。他當年以香港高考優異的成績先後就讀於
香港大學中醫藥學院五年和香港大學醫學院五年，在兩個學院皆以
第一名畢業，同時擁有中醫的全科學士學位（BChinMed）和西醫
的內外全科醫學士學位（MBBS）。他在學期間獲頒多個獎項，包
括龐鼎元中醫獎學金、內科學金牌、病理學金牌、行為科學金牌和
香港大學醫科第一名金牌（John Anderson Gold Medal）等。

　　他曾經擔任香港大學臨床腫瘤學系名譽臨床助理教授，在香港
瑪麗醫院接受臨床腫瘤科訓練，現在是英國皇家放射科學醫學院院
士。他以傑出的臨床腫瘤專科考核成績，獲英國皇家放射醫學院考
試金牌（Frank Doyle Medal 和 Gold Award）。蘇醫生現在為香港
中西醫結合學會委員，並且獲香港特區政府委任多項公職，包括香
港中醫藥管理委員會註冊事務小組成員、中醫中藥發展委員會轄下

之中醫業小組委員會委員、香港中醫院籌備用家工作小組（放射服務），亦曾經是食物及環境衞生諮詢委員會委員。

　　蘇醫生具備中醫和西醫都有系統地學習過的獨特資歷，他著的《中西醫治癌手記》闡述了他在中西醫結合治療癌症方面的知識、經驗和體會，對於癌症患者和從事癌症診治的中西醫專業人員都甚具參考價值。中西醫結合對癌症的治療是非常有利的，作為在醫學院和中醫學院都學習和工作過，並且在逾五十年的職業生涯中從事過中西醫兩方面的教學、科研和臨床診療的實際工作者，我對此深有體會，故樂而為之序。

陳炳忠教授

墨爾本大學醫學院醫學博士
香港大學中醫藥學院創院副教授
墨爾本皇家理工大學（RMIT）中醫部創始主任
2022 年 6 月

序

　　中醫和西醫都是博大精深的醫學系統，一直以來兩個醫學系統都給人一種河水不犯井水的感覺，各有其優點缺點。西醫講求循證醫學，透過不同階段的醫學研究反覆印證找出答案，令病人少行冤枉路，但是療法副作用往往令病人卻步；中醫講求天人合一，針對每個人特定的體質再配以天時提供個人化治療方案，副作用雖然比較少，但系統及架構問題則難以用西方醫學的循證醫學系統引證得出答案，所以即使經過多年，仍未有大智慧能夠將兩個截然不同的系統融會貫通，互補不足，中西合璧的治療方案仍然停滯不前，未能得到國際權威醫學機構達成一致的共識。

　　面對腫瘤這樣的頑疾，即使西醫的治療也不一定有百分百的治療效果，而且副作用亦非常困擾病人，中西合璧對於這些病人，尤其是治療出現樽頸的時候，絕對有迫切的需要——畢竟，處於水深火熱中的病人實在是求助無門！但路總要行，總要踏出第一步，作為一個醫者，如果同時具有西醫及中醫資格，而且主力照顧腫瘤病人的話，都會希望能夠將兩個系統互補不足的同時，將中西合璧的風險降到最低，這或許是我們現在可以行的一小步。希望透過蘇醫

生這本手記的分享，這一點點的一小步，能夠為將來中西合璧帶來更大的一步，令更多人受惠。

　　在此衷心祝願香港這個無論是西方醫學或是中醫教育都充滿著優勢的地方，能夠透過大家的一小步，積少成多聚沙成塔，幫助癌症病人對抗癌症，令這條艱辛的路變得輕鬆易走。共勉之！

黃麗珊醫生

臨床腫瘤科專科醫生

2022 年 6 月

中西醫
治癌手記

序

　　蘇子謙醫生是一個令人印象深刻的導師和醫生，七年前第一次上他的 tutorial 的情況到現在仍然歷歷在目。上課前，我已經久仰他的大名，因為蘇醫生是醫學院裏少數同時擁有中西醫資格的醫生。那一次的病人患有鼻咽癌，蘇醫生除了用生動的方式深入淺出地講解臨床病徵之外，還幫助我釐清了對腫瘤科治療很多的誤解。腫瘤科的治療發展真的是一日千里，無論是電療或化療，其副作用都已經沒有小時候電視所述的那麼厲害，希望這本書可以幫大家解開不少都市迷思。

　　開始工作後，遇見不少病人跟我說用中藥調理身體及治療成效不錯，有時候我都會向蘇醫生請教關於中醫方面的知識，過程中令我越來越相信中西醫可以互補長短，一起配合為病人提供最妥善的治療方案。坦白說，作為家庭醫生的我，間中都會遇上癌症病人問到飲食有什麼需要注意，只是西醫訓練一般較少提及針對癌症的飲食建議。這本書結合了大家都很有興趣的癌症病人飲食戒口和補品注意事項，還包括不少蘇醫生在臨床上如何用中西醫手法治療常見癌症的個案分享，真的是十分有趣和實用。

最後，蘇醫生提及的關於用正向心理面對病情也令我很有共鳴。家中一人患上癌症，全家上下都會受影響。照顧者的壓力、家人和病人的情緒經常被忽略，在門診不時都會遇到癌症病人或家人因此而患上身心症，寢食難安。治療癌症是一場持久戰，除了腫瘤治療之外，亦應留意自己和身邊的人的情緒健康，有需要時可以向專業人士或機構求助，尋求精神上的支援。

盧敬欣醫生

普通科醫生

2022 年 6 月

自序

　　無論以往在大學工作或者現在私人執業，都感受到癌症病人對於中西醫共同治療有一個強大的需求。

　　癌症是一個非常難治療的疾病。近這十年癌症藥物和其他治療科技發展雖然一日千里，但始終並不是每一個癌症都可以完全根治。西醫以往的理念是盡快把癌細胞消滅，無論是做手術、電療、化療，甚至用標靶藥物，都只不過是用不同的手段盡快消除癌細胞。中醫在另外一方面，除了著重抗癌治療以外，更加著重調理身體，固本培元，務求令到病人的自身免疫力得以提升，從而間接控制癌細胞。中醫的治療方法多，由中藥到針灸推拿，甚至飲食調理、氣功運動等，可謂非常全面。中西醫配合治療確實可以取長補短。

　　這十年來西醫越來越著重免疫治療，甚至可以說，免疫治療慢慢變成了抗癌藥物的骨幹。這方面的理念其實和源遠流長的中醫學不謀而合。

　　本書涵蓋了關於中西醫治療癌症各方面的文章，有些是我在臨床工作中的心得，也有些是病人和照顧者經常問的問題，另外還

有我在診餘時間的隨筆。由起初讀中醫，到現在同時間執業中西醫和在腫瘤科領域發展，很多事情其實是因緣際會，一點一點連成一線。同樣道理，書中的內容也是一點一點累積而成，有部分雖然在報章上發表過，但結集成書之前其實也做了不少修訂，也有一大部分是全新的文章。

最後，此書的出版必須要感謝花千樹出版社的統籌、改錯、設計、排版等。寫書困難，其實後期製作的功夫可謂更加困難，出版社的編輯們實在應記一功。另外也感謝三位醫生朋友為我寫下序言，為此書增添不少色彩。第一位是我的中醫老師陳炳忠教授，第二位是我在瑪麗醫院時曾共事的黃麗珊醫生（Dr. Cindy），最後是我以往在醫學院的學生盧敬欣醫生（Dr. Cathy）。

相信此書的內容可以有益於癌症病人和他們的照顧者。此外，有意學醫或對醫學有興趣的人士，希望也會從本書得到一些啟發。

蘇子謙醫生

2022 年 6 月

第一章 ——————————————————————————————

中西醫治療癌症
一般事項

一

癌症病人
常用補品須知

癌症補品

為了擊退大敵，許多癌症病人除了尋醫問藥，也會同時搜羅輔助工具──即是市面上種類繁多的補品。這些補品多為補充劑，可具西藥或中藥成分。雖說不論選用什麼補品，皆是針對著抗癌效果的目的；可事實上補品是否就等於良藥呢？是否用過就可以高枕無憂了呢？

補品非神藥仙丹

人們常用的補品大多跟潮流或商業宣傳有關，比如近來談論度高企的藻糖膠，便正受病人的歡迎。幾年前一種日本製的海藻產品在坊間被熱烈討論，曾風靡一時。不論如何，合適的補品或能使抗癌戰鬥力提升，卻只能作輔助之用，絕不能取代實質的治療。

維他命對人體有益人人皆知，它除了平常強身健體外，亦是一種常見的抗癌保健品。雖然如此，它卻並非一服即可，在使用維他命補充劑時亦有一些注意事項。例如，很多病人在接受化療後都會出現手腳麻痺的情況，因而試圖服用維他命 B 雜或 B12 產品改

善。可是，症狀的起因是源於化療藥物損害神經線，而不是缺乏維他命B。缺乏維他命B雜確實會引致手腳麻痺，但經由化療，例如是俗稱「O仔」(oxaliplatin)的藥物引起的手腳麻痺，卻不能以維他命B改善。這種情況下，Omega 3產品則可帶來紓緩的效果。

維他命中最為大眾熟知的種類要數維他命C。曾有人問我，維他命C對治療癌症是否有奇效呢？眾所周知，維他命C有增強免疫力之效。以大劑量維他命C治療癌症的療法在美國已流行了數十年，雖然有實驗室研究表明它也許能抑制癌細胞生長，尤其是胰臟癌癌細胞，但在臨床方面卻暫時未有足夠數據證明其療效。維他命C是種強力的抗氧化物質，病人在使用這種另類療法或補充劑的時候，務必要注意補充水分，否則有機會引致腎結石。另外，若病人患有G6PD，即蠶豆症的話，使用大量維他命C時或容易引起溶血，需謹慎留意。

上述的隱患或許有點嚇人，可維他命保健品中也有較大眾化的選擇──維他命D和鈣片適用於大部分病人，有效令骨骼密度增加，並避免骨質疏鬆，尤其對乳癌和前列腺癌病人有利。與此同時，維他命D亦可增強免疫力，有助預防傷風感冒。

坊間亦流行綠茶素、薑黃素等藥品，雖然實驗表明它們能有效改善體質，但服用時亦需小心。由於它們並非專利藥物，市面上的產品出產自不同廠商，故在選擇時需留意其GMP認證及產地來源，避免購買到品質欠佳的補品，得不償失。

適時進補比單追求藥材價值更重要

　　從中醫的角度，癌症病人多熱毒重、血瘀或痰濕阻滯，即體內存在不正常的積聚，或是病邪較盛之故。此時，使用益氣補血、補陰補陽或補腎的藥物便需謹慎；假如病人有邪實的情況，服用這類補品有可能弄巧反拙，令癌症越發活躍。中醫藥物的使用講求配合體質與病情的變化，故應在斷症後才選擇藥材。許多病人會問：「我該多用些冬蟲夏草嗎？該多吃海參嗎？」這些聽來十分進補的藥材，卻並不適用於所有體質和情況，如在癌症處於活躍狀態，或是剛剛被診斷出來時便「進補」，這些藥材對病人而言實是「廢草」。

　　冬蟲夏草具補虛的作用，主要進補肺部與腎臟，對氣血不佳或腎虛的病人有一定的療效。近二十年，冬蟲夏草從普通藥材，被吹捧成名貴又帶有奇效的神藥，如今的冬蟲夏草在同等重量下有可能比黃金更昂貴。事實上，冬蟲夏草卻不是無可取替的，另有一些更實惠的藥材能達到相似的功效，故需要時可以按照自身的經濟狀況加以斟酌。同樣地，人參雖然也頗受吹捧，可當癌症活躍時，尤其是頭頸癌、大腸癌及乳癌，使用人參和北芪或會使病情加重。因此，大家不應將服用藥材與有益身體畫上等號。尚方寶劍在不合適的人手上便會淪為廢鐵，中醫有言：若是使用不當，人參可以是毒藥；而若使用得當，砒霜也可以是一劑良藥。

癌症補品續談

使用補品的雷區頗多,那麼怎樣才能正確地借助補品,令自己在抗癌路上游刃有餘呢?究竟又有哪些溫和又適合大部分人使用的癌症補品呢?

靈芝、雲芝無所不能?

坊間大眾趨之若鶩的靈芝與雲芝,都具安神和補虛的作用。市面上種類繁多,包括野生靈芝和以雲芝製成的產品,例如靈芝孢子、靈芝孢子油等。許多病人都會糾結於眾多的品牌之間,但其實產品品牌並不重要,只要產品來自安全且具一定生產水平的生產商即可。靈芝的主要作用是增強免疫力,實驗室內亦發現它能有效提升淋巴細胞,故或對正接受化療的癌症病人有輔助之用。靈芝性質並不燥熱,適用於所有體質的病人,是個安全穩妥的選擇。雖然如此,它仍與人們吹捧的神效相距甚遠,能治百病的說法只是無稽之談。根據現代的研究,靈芝和雲芝雖然都有增強淋巴細胞的功效,臨床上卻絕不能單憑它們治療癌症;故不應過於神化其效,只應將它當作抗癌時的輔助工具。

益生菌調整腸道生態，改善病人體質

益生菌在近幾年漸漸風靡全球，其實早在二十多年前便已有人提倡使用。腸道益菌的種類眾多，包括益生菌和益生源，市面上將二者結合的產品亦不少。選用這些產品的最佳方法，便是先檢驗病人的糞便，查出其缺乏的益生菌或益生源，再針對性地進行補充。可是，這個做法花費不少，腸道內的益菌亦會不斷變化，故病人一般只需補充高質量的益生菌便可。

腸道益生菌對癌症病人的好處是多方面的：第一，它能增添病人消化道內的益菌，幫助消化。癌症病人消瘦的原因大多由於食慾下降及消化不良，而補充益生菌便能提升腸道功能，令病人吸收更多營養，從而維持體重。體重下降代表身體的儲存容量不足，無法招架進取而兇悍的西醫治療，故維持體重對癌症病人而言至關重要。第二，許多治療方式，如化療、免疫療法與標靶藥等都會導致腹瀉，進而使電解質與營養流失。以益生菌調節腸道功能取替止瀉藥，便能避免止瀉藥令人食慾下降的副作用。第三，近期研究發現，腸道內的益菌有助提升整體免疫力。實驗中先讓老鼠服用益生菌，再注射以免疫療法藥劑，最後發現益生菌令免疫療法的效果更顯著——這是因為腸道內的淋巴組織有助人體訓練免疫系統。人進食時會攝入細菌，從而產生抗原，腸道內的淋巴組織遂能透過接觸外界物質訓練淋巴免疫系統。因此，若腸道內存在益菌，便能使免疫力發揮得更好。中醫有言：腸為後天之本，脾胃則是身體的護衛；正是此般道理。

此外，坊間流傳五青飲、蔬菜汁和肉汁也是抗癌良藥。飲用蔬菜飲品能夠為人體補充維他命及抗氧化物，或能有效減低電療或化療的副作用。在病人無法進食或食慾不振的情況下，以肉汁攝取肉類精華、蛋白質與能量亦未嘗不可。

萬事體質為先

選用什麼保健產品也罷，最要緊的是將配合體質放在第一位，要明白同樣的產品並不會在每個人身上奏效，盲目仿效他人最終只會適得其反。同時，也不應將補品的效果神化，相信「服過就會痊癒」一類的吹捧。選擇保健品的時候宜留意產品來源、生產地及工廠、商業認證等，不應購買包裝有損或來源不明的產品，以避免購買到生產中受到污染，如微生物過量、農藥超標或含有重金屬的產品。只需遵從這些原則，找到專屬自己的抗癌利器便不是難事。

單用補充劑可以治癌？

　　單用某幾類健康產品，不做手術化療、電療、標靶治療、免疫療法等，可否治癌？我有以下觀點。

服食須知會主診醫生，僅能作輔助用途

　　我從來都倡議中西醫結合，或者西方所講的結合醫學（integrative medicine），特別是對於腫瘤病人，因為病情嚴重，就更加應該用盡一切的方法醫治癌症。這個概念近十年在北美地區稱為綜合腫瘤學（integrative oncology）。我從不反對病人服食補充劑或者是其他健康產品，但關鍵是你要讓你的主診醫生知道你正在服用的產品，而且同時要定期覆診見醫生觀察症狀變化、跟進腫瘤控制進度和肝腎功能是否正常等。

　　很多年前已經知道薑黃素、綠茶素等在細胞學上有一定的抗癌功能。在西方世界，服食這些補充劑根本是非常普遍，而且這些產品在很多地方，甚至網上平台都不難買到。它們會標明哪一些是經過 GMP 認證，產品安全；同時價錢不貴，又知道生產來源和藥廠的資料，可以說更有保障。

但這些在細胞研究或者是實驗室研究上發現有一點抗癌作用的產品，是否可以成為主要依靠的藥物呢？我近來重新審視這些產品的科學證據，發覺大部分都是臨床前研究，亦即沒有在臨床研究上證明單用這些產品就可以醫治人體的癌症——至少現在的臨床證據不足。那究竟可否使用呢？我認為充其量只可以作為一種輔助治療（complementary），不可以取代手術、電療、化療、免疫療法、標靶藥等有科學證據的治療。

再講得明白一些，服食這些產品沒有問題，一般都是安全的——除非你用量過大。但不可以說吃了這些產品後就不用看醫生，不用接受正規的治療。總之服食任何保健產品或中藥後，都要如實告訴醫生，讓醫生定期為你監察，這樣便會安全得多。

那麼真的沒有臨床研究證明這些產品的功效嗎？其實也有一些，不過規模小，而且結論不夠決定性。例如薑黃素，曾經發現假如與腸癌化療一起使用，可以減輕化療藥物 Xeloda 引起的手足綜合症（症狀為手腳脫皮及發炎）。另外又有人嘗試用薑黃素配合化療藥物 capecitabine（卡培他濱，商品名 Xeloda）一起用於治療胰臟癌，沒有產生額外的毒性。以上只是其中兩個例子，但差不多所有這些臨床研究都是小規模，而且不能給出肯定的結論，所以只有研究參考的價值。

總括來說很多天然產品或食物的確有抗癌或防癌的功效，但主要作用輕微，一般只可以作為輔助性治療，又或者給健康人士用來作為「食療」。

化療不是很多壞處嗎？

坊間流傳，一用化療，癌症就會擴散。其實癌症的擴散是因為癌症本身失控而擴散，與化療無關。

我們要先了解化療是什麼一回事。

化療全名是化學治療（chemotherapy），亦即利用一些對癌細胞有毒性的藥物去殺死癌細胞。而化療藥物實在種類繁多，常用的至少有三十種，而每一種癌症用的化療藥亦可能不同。因此，以偏概全地說化療毒性好大，幫助不到疾病，邏輯上已經不通。因為應該分清的是哪一種癌症用哪一種化療藥物有效，抑或無效，又或者效用有多少。若然一聽到化療就斷言一定無效，就等同在街上見到一個賊，就說所有香港人都是壞人，邏輯上完全不通。

再者，化療的毒性現在其實已經大為減輕，主要因為有一些好的輔助藥物，例如現在的止嘔藥非常有效，甚少見到病人真的嚴重嘔吐。針對白血球偏低，我們也有白血球針去提升白血球的數量。我可不是說化療一點副作用都沒有，但至少現在化療的副作用已經減到很低。即使某些乳癌病人或腸癌病人完成化療後手腳麻痺，亦可以利用針灸紓緩。

電療是否無效兼危險？

電療亦即放射治療，原理是利用輻射去殺死癌細胞。好多人聽到電療就以為副作用好大，而且無甚作用，這其實完全是誤解。首先近二十年電療技術大幅進步，由以往的 3D 技術變成了現在常用的 intensity modulated radiation therapy（IMRT）、image-guided radiation therapy（IGRT）、volumetric modulated arc therapy（VMAT）、magnetic resonance imaging guided linear accelerator（MR-Linac）、heavy particle radiotherapy⋯⋯ 我拋出這些專有名詞，並不是想嚇大家，而是其實現在電療技術非常複雜，即使是醫生，假如不屬放射腫瘤科的也不一定很認識，所以一般人要了解詳情恐怕並不容易。例如以電療治療第一期肺癌後，局部控制率可達到九成以上，而手術後的乳癌電療可以減低復發和增加生存率，此外，早期前列腺癌經過電療後，大多數也能痊癒。再加上現在影像定位精準，又有輔助技術如 rectal spacer，已令大腸發炎的副作用減到非常低。短期電療 brachytherapy（近接電療）的效用如何暫不在這裏詳述。

總之，電療的有效性和安全性一言難盡，因臨床科學證據已有很多。

用三十多年前對電療的認知，去理解今天的電療技術，就好似用電話亭電話的概念去理解 iPhone 13 一樣，夏蟲不可語冰。

一般醫生為癌症病人制定治療方案的時候，以科學證據為先。最多科學證據和臨床數據證明有效的，當然要首先使用。沒理由明明有合適的療法不做，轉而去試一些效用不明的偏方。

醫生和科學研究者當然會以最開放的態度去接受一些未經臨床驗證的療法，但我一般建議這些療法只用在正規治療失效以後。

那麼用另類療法又如何？

很多人擔心正規療法的各種副作用，覺得天然產品副作用甚輕，所以應該首先使用。但其實用一些另類療法而忽略或者耽誤正規療法最大的副作用，就是減低成功治癒癌症的機會。

美國的耶魯大學在 2018 年發表論文，研究 2003 年到 2014年的病人資料庫，回顧了超過 190 萬癌症病人的資料──包括四種癌症：肺癌、腸癌、乳腺癌和前列腺癌。當中發現只用另類療法而沒有用西醫正規治療的病人，相比有使用西醫正規治療的病人，死亡率高出一倍。在分組分析裏，乳癌病人死亡率會高四倍。但同時使用西醫正規治療和另類療法的病人，生存率沒有減低。

另外在 2020 年 11 月發表的一篇系統性分析回顧（meta analysis），目的是了解假如病人因為各種原因延遲應該要做的治療，死亡率會否升高。分析發現原來每延誤四個星期的手術，在乳癌和大腸癌的病人當中，死亡風險（相對風險）會增加 7% 到

9%。另外化療電療的延誤，每四個星期也會增加幾種癌症的死亡率。例如是乳癌手術後需要做化療，每延誤四星期也會增加死亡率大概10%。

因此，無論如何，就算想用什麼輔助治療都不應該忽略正規的治療。

用中藥會刺激癌細胞生長？

某些中藥例如白朮、白花、蛇舌草當中的一些成分，會刺激癌細胞生長？

暫且不逐一論述每種中藥成分，先說說何謂中藥。

中藥是按照中醫藥的理論，透過辨證論治為病人定出最適合的方藥，而不是拿著一種草藥中某種成分去給病人服用。

中藥很多時是一種複方，一條方入面有多種中藥，癌症病人一般服用的中藥藥方中的藥材會更加多，少則十多種，多則接近三十種。藥方中的藥材互相制衡及互相產生反應，目的有二：一來是要多方面去全面調理身體以治療癌症；二來是互相制衡每種藥材之間的毒性，減低副作用。所用的中藥亦會根據病人的病情變化而有所更改。

　　單是拿著某些中藥當中的某一成分，說中藥對癌症病人有害，有一點污名化了傳統中國醫藥，不太公道。

癌症有很多種，都是用同樣幾種補充劑治療？

　　西醫用藥，不同癌症用不同的化療標靶藥物或免疫療法藥物，又或者合併使用。近這幾年西方腫瘤學已經進化到了個體化治療（precision medicine），亦即會透過每一個病人的腫瘤基因排序去制定適合該病人的治療方案和藥物。現在十個同樣是肺癌的病人，用的藥物可能都不同。

　　這個理念跟中醫的「辨證論治」和「三因制宜」有共通的概念。

　　除了要考慮腫瘤本身的不同，也要考慮病人體質都有不同，用藥因而不同。畢竟醫生是醫人，而不是醫病。

　　因此，反過來看，假若說有幾種健康產品可以醫百病，聽起來跟中西醫兩種醫癌的概念都是背道而馳的。

參考資料

Hanna, T. P., King, W. D., Thibodeau, S., Jalink, M., Paulin, G. A., Harvey-Jones, E., O'Sullivan, D. E., Booth, C. M., Sullivan, R., & Aggarwal, A. (2020). Mortality due to cancer treatment delay: Systematic review and meta-analysis. *BMJ*, m4087. https://doi.org/10.1136/bmj.m4087

Johnson, S. B., Park, H. S., Gross, C. P., & Yu, J. B. (2018). Complementary medicine, refusal of conventional cancer therapy, and survival among patients with curable cancers. *JAMA Oncology, 4*(10), 1375. https://doi.org/10.1001/jamaoncol.2018.2487

癌症病人可以吃靈芝嗎？

究竟癌症病人接受治療期間可否吃靈芝呢？

首先要了解靈芝究竟是什麼。

明朝李時珍《本草綱目》記載靈芝「苦、平、無毒、益心氣、入心充血、助心充脈、安神、益肺氣。補中、增智慧、好顏色、利關節、堅筋骨、祛痰、健骨、行血」，看起來有很多功效。現代中藥認為靈芝屬於甘，平；入腎、肝、心、肺經；治虛勞、咳嗽、氣喘、失眠。

總括而言，靈芝算是一種補益的中藥，而且性質平和，並不會太熱氣或者太清涼。其實靈芝單用顏色來分至少有六種（以植物學來分則更加多不勝數），有赤芝、紫芝、黑芝等，不同顏色的靈芝在中藥特性上略有不同。

一般病人所使用的保健產品，很多時並不是整個靈芝，而是從靈芝中提取的靈芝孢子，又或者是靈芝孢子油。常常聽到廣告所說的破壁率有多高，就是說靈芝孢子如果破壁越多，更加容易吸收有效成分。

其實近二十年間，靈芝產品越來越受歡迎，除了香港之外，其實在歐洲和美國亦越來越普及。人們常說靈芝可以增強免疫力又可以抗癌，其實又是否真確呢？

臨床前期研究證靈芝有效

首先現在大部分對靈芝的研究，都是臨床前期的研究。即是這些研究都是在細胞學上，又或者是在動物（大多是老鼠）身上進行研究。至於在人體上的臨床實驗，暫時未有大規模的臨床研究數據可以供參考。

在細胞學上和動物實驗當中，其實真的證實了靈芝有多種功效。

第一，靈芝可以對某一些腫瘤細胞產生抑制作用，例如是乳癌和前列腺癌細胞。此外，靈芝可以刺激身體的淋巴細胞，特別是NK細胞（淋巴細胞是對抗癌細胞的重要免疫細胞）。實驗觀察注射了化療藥物或服食了靈芝提取物的老鼠，其骨髓受抑制的程度會減輕，說明了靈芝提取物能夠提升老鼠的白血球和血小板。

另一方面，由於使用化療藥物會對老鼠造成肝腎損傷，研究發現靈芝提取物可以保護老鼠的肝腎功能。從這個角度來看，靈芝可能是一種非常有用的輔助性保健產品。

其實在中國或者是外國，正有不少利用靈芝提取物進行的臨床研究在進行中，結果將可以決定服用靈芝提取物是否對癌症病人有幫助和實質幫助有多大。

但無論如何，現在不少病人也有服食靈芝孢子的保健產品。

治療初期忌服保健產品

有一位差不多已經八十歲的老婦患了肺癌，幸運的是她的肺癌應該是適合使用標靶藥物治療的。家人非常擔心，非常希望病人可以在接受標靶藥物治療的同時，可以服用靈芝孢子「保健身體」。我給他們的意見是，起碼在剛剛服用標靶藥的頭幾個星期不要同時服用其他保健產品。理由是有時標靶藥物本身會引起不同的副作用，最令人擔心的是會引起藥物性肝炎（肝毒性），若然同時間開始服用多種藥物，到時候就不知道是哪種藥物引起肝炎。所以我一般建議病人先服用幾星期的標靶藥，服完之後再回來門診觀察，看看有沒有肝功能的變化和其他副作用；病情略為穩定以後，假若病人非常希望服用靈芝孢子或其他保健產品，則可以在密切監視的情況下服用。

通常我們醫生最擔心的是病人吃了一些不知名的保健產品，引起肝腎的毒性，又或者引起和西藥的相沖。現時最好的解決方法，是病人和盤托出他們正在服用的保健產品，而且繼續回到門診定期覆診和抽血檢查。若然有任何肝腎功能受其他副作用影響，醫生可

以馬上作出應變，甚至要求病人暫時停止服用保健產品或補充劑。可以說，病人在與醫生保持良好溝通的情況下服用靈芝孢子，一般都是安全的。

當然現在市面上各類的靈芝孢子或其他靈芝產品種類繁多，不同的牌子，質素可能良莠不齊，服用之前可以先請教中醫師。另外，每一位病人的病情不同，使用任何中藥保健產品之前，建議先請教主診醫生以策安全。

若然讀者對靈芝的學術文章有興趣，可以參考以下這篇 2018 年在科學期刊 *Scientific Reports* 發表的文章，此文對靈芝的應用有非常好的總結：

https://www.nature.com/articles/s41598-018-30881-0

靈芝和雲芝
對病人有何用處？

不少病人和其家屬在證實自己或家人患病後，通常都會想辦法看看如何可以增強免疫力，不少人都會去買一些靈芝或者雲芝產品，希望可以「強身健體」。無論以往在公立醫院或者現在私人執業，我的病人總會問：究竟可否食雲芝或者靈芝呢？它們究竟有什麼作用呢？

牛津大學的研究人員近來發現冬蟲夏草的提煉物有直接抗癌作用，但原來靈芝及雲芝的功效更加多。

靈芝雲芝助提升細胞功能

其實靈芝及雲芝都是一些多孔菌科真菌，但兩者的功效要分別論述。

靈芝有很多顏色，亦有不同種類。通常是用赤色靈芝或者紫色靈芝來提取各種靈芝孢子的提煉物，或者靈芝孢子油。

按照傳統中藥的藥性而言，靈芝屬於甘平，亦即是沒有明顯的

寒性或熱性,所以作為補品適合不同種類的虛弱病人。其功效滋補益氣,止咳安神。以往多數用於大病之後氣虛,又或者大病後失眠並且咳嗽等。特別在手術後恢復期間,靈芝可以幫助益氣,加速身體復原。近代中醫亦用作處理化療期間引起的骨髓抑制,但單是用靈芝效果並不良好,需要配合其他補氣血的中藥一同使用。

現代研究發現靈芝在實驗室中能夠提升淋巴細胞和增強巨噬細胞的功能,所以在病人身上使用可能可以增強免疫力,用中醫的術語就是所謂扶助正氣。

至於雲芝,藥性同樣屬於甘平。傳統功效是滋補強壯,健脾祛濕。從雲芝提煉的 PSP[1],近數十年被廣泛使用,作為一種免疫調節的補充劑。近代研究發現雲芝可以增加 T 細胞和其他細胞的活躍性,增強淋巴細胞滲入腫瘤發揮功效的功能。近來亦有一些研究指出在實驗室環境中雲芝對多種癌細胞有抑制作用,此外有些研究說雲芝可以減輕電療和化療的一些副作用。

揀選產品要小心

無論是靈芝或者雲芝,市面上的產品簡直百花齊放,非常之多。其實不單止在香港或其他華人地區是這樣,靈芝與雲芝在歐洲和北美等地也是非常流行的補充品。

經常有病人問:靈芝、雲芝對肝臟會否有損傷呢?其實每一

種藥物或補充劑也有這種可能，關鍵是攝取的劑量，及該補充品的製造商是否達到出品高質素商品的水平，例如當中有沒有添加了其他無關甚至有害物質在產品當中。大家在選購時一方面要留意生產商是否具有 GMP 的質素保證，同時應選購一些有信譽的牌子。另外，也可以看一看每一種牌子的生產物的純度有多高。

因此，當病人問我可否食靈芝或雲芝時，我簡單的答案是這些充其量是一些輔助的補充劑，一方面不可能單純用這些做抗癌藥物，另一方面也不能夠用它們取代傳統的中醫藥。始終靈芝與雲芝都不是 magic bullet。

大家在選購或使用靈芝或雲芝前，請先請教自己的主診醫生或中醫師。

1　PSP 是多糖（polysaccharide）和蛋白質（protein）之縮寫，是一種聯結著小分子蛋白的多糖。

冬蟲夏草價高，其實有用嗎？

走過一間中藥藥房，藥房出售西藏野生冬蟲夏草，大約是七千多元一兩。一般人士服用冬蟲夏草保健身體，每天服食至少三錢，這樣算起來，其實比西醫抗癌的標靶藥物及免疫療法還要貴。常常聽到冬蟲夏草可以調理身體，增強免疫力，又可以抗癌，其實冬蟲夏草是否真的那麼神奇呢？

冬蟲夏草藥性為甘平，能保肺益腎，化痰止咳。它的好處是一方面可以補肺氣和腎氣，另一方面不會溫燥，即補之餘又不會熱氣。傳統冬蟲夏草用於治療肺部疾病為多，例如治哮喘，久咳致身體虛弱，肺癆癒後的身體調理，又或者任何大病之後氣不足（即所謂氣虛）的症狀。近幾十年冬蟲夏草名聲大振，價格可謂越炒越貴。慢慢傳著傳著，就彷彿變成什麼病也醫得好的神藥。再加上近來據說有抗癌的作用，也可增強免疫力。在需求大增之下，現在真的可以說貴過黃金。

已經確定服用冬蟲夏草有效抗癌？

首先，冬蟲夏草是否真的可以增強免疫力呢？其實有不少實驗室及細胞學上的研究都指出冬蟲夏草或其提煉物真的可以刺激到身體的淋巴細胞，使它們更加活躍，特別是自然殺傷細胞（natural killer cell，NK 細胞），但注意這些都只不過是實驗室的研究。在人體身上是否有相同的效果，又或者真的有重大的治療作用，實驗室的研究是無法給我們答案的。至於臨床研究，亦有一些小規模的對照研究證實，服用八星期的冬蟲夏草提煉物之後，身體 NK 細胞的免疫力真的會提高。另外，理論上假若身體的免疫細胞——特別是這一種 NK 細胞——受到刺激，真的可以加強身體的抗癌能力，但這只是在理論上成立。因此在現實上，治療癌症，冬蟲夏草只可以作為一種輔助性治療，不可以依靠它來治癌。這個概念非常重要。

再者，上述只是一些小規模研究，最多只能夠給我們一些提示，但絕對不是決定性的。

用錢要得宜，複方中藥更見效

說回中醫方面，冬蟲夏草其實最常用於食療，用來燉湯，又或者作為長期病患的調理方法之一。例如有一個病人長期氣喘，中醫認為這些是肺腎兩虛。最後，中醫開出針對性的處方，用蘇子降氣湯等中藥治療。因為病人買了很多冬蟲夏草，所以就額外用冬蟲夏草作為食療調理身體。

如果身體有問題需要服食中藥，其實傳統使用的複方中藥才是最重要，而非一定要用冬蟲夏草。若然真的負擔不了冬蟲夏草，其實也有較為平價的中藥可以代替，例如可以用白人參、西洋參，再配合蛤蚧、五味子等，同樣可以達到補肺補腎的功效，物有所值得多。

冬蟲夏草價格昂貴，亦有不少不同的價錢級數，有些野生的就更加貴。幾年前內地驗出很多冬蟲夏草都受重金屬有機砷的污染，有關當局因此並不建議使用冬蟲夏草作為一種保健產品。至於香港方面，大部分藥材與中成藥都會經過衛生署的定期抽樣檢驗，確保重金屬含量合乎安全範圍，所以這方面不用太擔心。

冬蟲夏草不是抗癌必需品

最後，癌症病人可否服用冬蟲夏草呢？會否與西醫的治療有衝突呢？其實在我看來問題不大，但之前有實驗室研究發現冬蟲夏草的抗氧化功能可能會抵消電療的治療效果，另一方面又有機會刺激到前列腺癌細胞生長（亦是實驗室研究，不一定在人體會有同樣情況），因此，為安全起見，我一般建議病人電療期間，避免服食冬蟲夏草，可以考慮在完成電療以後再服用也未遲。此外，我也建議假如病人前列腺癌不受控制，特別是再加上身體沒有明顯肺腎兩虛的情況，其實倒不如不要食冬蟲夏草，反正有其他中藥補品可以使用。

　　但最後仍是那句，服用任何中藥補品前，建議先請教自己的中醫師。

參考資料

Jung, S. J., Jung, E. S., Choi, E. K., Sin, H. S., Ha, K. C., & Chae, S. W. (2019). Immunomodulatory effects of a mycelium extract of Cordyceps (Paecilomyces Hepiali; CBG-CS-2): A randomized and double-blind clinical trial. *BMC Complementary and Alternative Medicine, 19*(1). https://doi.org/10.1186/s12906-019-2483-y

冬蟲夏草成分可治癌？

冬蟲夏草的價格有增無減，傳統中醫認為可以益肺益腎補虛，對於一般肺病腎病或者是大病之後，冬蟲夏草確有重要的藥用價值。牛津大學腫瘤學系發表臨床前和一期研究，初步發現冬蟲夏草的其中一種提取物 3'-dA 經過一種技術改良後，擁有強勁的抗癌作用。

草本植物蘊含抗癌力量

其實不少草本植物，特別是中草藥中，都有不少藥物或當中的成分獲證實有多種抗癌作用。香港的各個大學近二十年也做了不少化學或細胞學上的研究，證實多種中草藥都有抗癌作用。無奈的是大多數這些研究都是由化學系又或者非臨床部門進行，很多時做了實驗室研究之後並沒有再作進一步的轉化研究，進入臨床測試階段，最後推出不了藥物或產品生產，這是非常可惜的事。希望隨著科學園和創新機構的成立，加上政府的大力支持，更多的中草藥可以進入臨床測試階段。

回頭說牛津大學那個研究，他們是提取冬蟲夏草中的 3'-dA，這種成分能夠進入細胞，破壞癌細胞的基因，引致癌細胞死亡。但假如只是進食冬蟲夏草，這成分在血液中保留一分鐘左右就會被血液裏的一些酵素所分解，沒法進入細胞裏面。因此，單服用冬蟲夏草所得到的抗癌力量並不是很強。

牛津大學和另外一間科技公司合作研發了一種技術，在 3'-dA 這種成分之上加上一些化合物，可以避免此成分在血液中分解。這藥物在進入癌細胞之後就會被細胞內的酵素分解，產生有效的化學成分，在細胞內產生強烈的抗癌作用，攻擊癌細胞的基因，從而殺死癌細胞。這是一個非常聰明的做法。

實驗結果證明這種藥物在實驗室中對不少癌細胞都產生抑制作用。在一期研究中找了一些真實病人作測試，發現注射這種藥物非常安全，即使大劑量注射也沒有明顯的強烈毒副作用，比一般用的化療藥物輕很多。此外，在一期研究中發現這種藥物對黑色素瘤和肺癌等腫瘤都產生有效的抗癌作用。更大規模的研究仍然進行中。

實際功效還有待臨床研究驗證

其實醫學界普遍知道有不少草本植物當中的一些成分在實驗室的確有抗癌作用，這就是各種天然保健產品那麼受歡迎的原因。但很多時因為各種原因，這些成分在血和人體細胞當中沒有達到有效的水平，或者受到阻滯而無法進入或滲透到癌細胞當中，所以可以

理解為什麼臨床研究仍然非常重要，為什麼這些天然健康產品九成以上在病人身上實際使用時，達不到實驗室報告所說的治療效果。

　　中醫臨床治療癌症時很少單用一種藥物，很多時會用多種藥物組成的複方來治療，研究起來便更加複雜。近年英國大學的腫瘤部門都針對中草藥裏面的有效成分做臨床研究，看來我們香港也要急起直追了。

參考資料

Anti-cancer drug derived from fungus shows promise in clinical trials. University of Oxford. (n.d.). Retrieved July 1, 2022, from https://www.ox.ac.uk/news/2021-10-08-anti-cancer-drug-derived-fungus-shows-promise-clinical-trials

Schwenzer, H., De Zan, E., Elshani, M., van Stiphout, R., Kudsy, M., Morris, J., Ferrari, V., Um, I. H., Chettle, J., Kazmi, F., Campo, L., Easton, A., Nijman, S., Serpi, M., Symeonides, S., Plummer, R., Harrison, D. J., Bond, G., & Blagden, S. P. (2021). The novel nucleoside analogue protide NUC-7738 overcomes cancer resistance mechanisms *in vitro* and in a first-in-human phase I clinical trial. *Clinical Cancer Research, 27*(23), 6500–6513. https://doi.org/10.1158/1078-0432.ccr-21-1652

二

癌症病人飲食及
戒口實錄

如何應對病人食慾不振？

癌症病人沒有胃口進食，其實有多種原因。有些可能是疾病影響身體出現一種發炎反應致使胃口下降；有時候可能是化療後沒有胃口，或者藥物影響味覺導致食而無味；還有各種原因引致腸道不吸收，不斷肚瀉，這也會影響胃口繼而慢慢消瘦。

豐盛膳食反成壓力

一般遇到這個情況時，病人家人大多都非常緊張，不斷依照各種網上或者坊間流傳的食譜煲很多補益湯水。有時卻可能會適得其反，亦曾見過幾位情況非常相似的病人。

例如有一位接近九十歲的男士因為胰臟癌來求診，他接受化療後胃口一直減少，而且每個星期都不斷減磅，精神亦越來越差，令家人非常擔慮。我從中西醫兩方面去幫助他。

第一，給了一些消化酵素幫助食物的吸收；第二，使用了一些腸道益生菌去調節他大小腸中的好菌。但使用藥物還不足夠，病人必須從改變飲食習慣著手。

這位病人的家人都非常關心他，不斷煲很多補品給他，每天也會煮不少平常人聽到也會想吃的飯餸，甚至每天弄田雞粥。無奈病人見到這些食物卻真的只能勉強吃一兩口，家人頓感枉費心機，難免意興闌珊；而病人眼見家人費盡心神，自己卻無法領情，心生內疚。慢慢地，家庭中彷彿產生了一種張力，令到大家的壓力都很大。

我先了解病人平日三餐吃些什麼。病人早餐是吃得充足的，反而是中午或者下午吃的飯和粥比以往少了很多。病人一點也不覺得肚餓，而且感覺口乾，他說就算吃新鮮蒸雞也覺得索然無味，好像吃橡筋一樣。家人給他烹煮的補品，他大部分都吃不下。

迎合口味和需要，配合中藥調理

了解過他的情況，我叫他吃一點比較軟腍和濕潤的東西，察覺病人提起中式糖水時有喜悅的表情，我便叫他每天中午或下午茶時間可多吃一點新鮮豆腐花，平日也可多吃燉蛋、燉奶等食物。我亦叫他家人不要強迫他吃白飯，盡量把肉碎或魚肉放進粥裏，煮得稀一點。不用定時，一肚餓就吃，無須介懷時間。

另外，也從中藥方面調理。我判斷他是脾胃氣陰兩虛，再加上是腎陽虛弱，即俗稱的火不生土。一方面氣陰雙補，令他口水增多，進食的時候會覺得有味道，而脾陰增加也可以增加肌肉。另一方面加一點中藥補益腎陽，固護元氣。

多種方法之下，經過三個星期的治療後，病人體重慢慢回升，無論胃口和氣力都增加不少。過後仍然每星期調節中藥幫助腸胃消化。

治理癌症病人胃口差的確不容易，需要多管齊下，亦要適當改變家人的過度關心，又或者把他們的關心轉化為適當的動力，否則，有些時候每一餐飯都變成了家庭之間的角力，令病人或家屬都感到非常疲倦，這是一般治療常常忽略的要點。

無論如何，每位病人的情況都有點不一樣，要治療胃口差，很多時要請教主診醫生，定下一個貼身方案。

癌症病人消瘦，如何處理？

不少癌症病人去到中期或以後，因為癌症影響，又或者接受治療之後，引致體重下降，有的甚至持續消瘦，引起病人和照顧者的擔憂。很多病人和照顧者都會問：究竟有什麼辦法可以令病人多吃一點，回復體重？這是一個複雜的問題，以下從中西醫角度講解。

食慾不振有不同原因

首先癌症病人體重下降，原因有很多，要先找出原因才可以對症下藥。例如某部分病人因為患有頭頸癌或者食道癌，進食時候有疼痛或阻礙，導致食慾下降，這時可以考慮進食流質食物或稍為改變餐單，令病人容易吞下食物，情況便得以改善。

另外有一些病人是因為疾病或者化療後引起長期肚瀉，這一個情況應該先調理腸胃，找出引起肚瀉的原因，然後針對治療，例如中藥可以用健脾化濕升清，或者清熱祛濕的方法治療。有部分病人因為接受了多種治療後，小腸中的細菌菌群（microbiota）受到破壞，好菌壞菌失衡，這時可以進食一些合適的口服益生菌，肚瀉

的情況一般很快會改善。而且有好的細菌菌群，亦會幫助消化和吸收。但需要注意部分病人起初進食益生菌的時候，反而會加劇了腸胃脹氣或肚瀉的情況，這是因為小腸中的細菌正在調節，解決方法是起初用低劑量，往後再慢慢地提升到正常劑量，這樣可以減少起初進食的不適。

也有病人是因為胰臟或者肝膽癌症，導致膽汁或者消化酶的分泌不足，引起吸收的問題。這個時候可以服用西藥中的胰臟消化酶補充劑，也有一定的效果。另外也有一些病人是因為疾病或治療後，口中有苦味或怪味，導致胃口不好，這樣的話，不妨嘗試找一些有營養和美味的餐單，以提升食慾。若然口中有苦味，中醫可以用一些清熱解毒化濕的中藥去解決此問題。

有些情況較為嚴重的病人，西醫稱為惡病質（cachexia），即無論進食多少食物，胃口有多好，病人還是一直消瘦。這是因為癌症嚴重，癌細胞產生了不少發炎因子，例如白血球介素 -6（interleukin 6），這些發炎因子會引起身體的代謝問題，導致身體的脂肪和肌肉慢慢溶解，形成營養不良，這個情況其實單靠增加食量也沒有太大幫助。治療方法在西醫看來較為棘手。最直接及最重要的是針對癌細胞開出適當的藥物，盡快遏止癌細胞生長，反而體重有機會回升。在門診中有時病人和照顧者都會問：病人不斷消瘦，是否應該先補充足夠營養才進行藥物治療呢？有些時候反過來是應該盡快使用藥物，否則越拖得久，身體只會越來越消瘦（當然不同病人的病情不能一概而論）。

　　中醫方面遇到這種情況，可以用一些補益的藥物，例如是益氣養陰的花旗參，或是養陰的黃精、生熟地。若然有陽虛氣虛的情況，也可以用北芪、黨參、骨碎補、巴戟等中藥。跟西醫的道理一樣，有些病人病邪情況嚴峻，這時候應該用攻邪治癌症的中藥。總之，必須經中醫先診症，才可定下合適的藥物處方。

　　有些時候不少照顧者心情非常緊張，見到病人不斷瘦下去，會不斷買營養奶叫病人由朝飲到晚。但某些病人的腸胃其實受不了這些奶類飲品，飲後反而出現反胃和肚瀉，影響營養吸收。所以還是那句話，營養奶非所有病人每一個階段都合適。另外有些病人可能做完化療後一兩天，胃口稍為不好，亦有點作嘔的感覺，那麼這兩天可以稍為少吃一點，否則吃下去也只會吐出來，令病人感到不舒服。待幾天後胃口好了的時候，才補充進食。稍為少進食一兩天，不須有太大的罪疚感。

　　無論如何癌症病人體重下降是一個複雜的課題，定下處理方案的時候，要先請教自己的主診醫生。

癌症病人身體消瘦，
惟有飲奶？

「醫生，醫生，病人體重下降，胃口不佳，可否飲營養奶？」

「醫生，病人正進行化療，是不是應該要喝營養奶呢？」

「醫生，病人準備接受荷爾蒙治療，需要喝營養奶去催谷一下免疫力嗎？」

為了營養，必須喝營養奶？

其實癌症病人出現胃口不佳和消瘦的原因有很多，喝營養奶不是一個通用的解決方法。

早前看一個前列腺癌患者，他有一個骨轉移的地方，剛剛完成了電療，治療進度良好，PSA癌指數只有 0.2。他自從患病之後瘦了大約五至六磅，家人希望他盡快恢復體重，於是開始給他飲用營養奶。他喝了營養奶一段時間後，自覺胃口反而差了，體重倒沒有增加。後來我吩咐他不要再喝營養奶，因為他一日三餐的分量其實已非常足夠，均衡的飲食比單單靠營養奶的營養更好，而且很多人其實喝奶後會有消化不良的症狀，反而影響胃口，吸收更差。

　　另外有一位乳癌患者，正在進行標靶藥加荷爾蒙治療。治療後她的胃口十分差，看見什麼食物也沒有食慾。後來她聽了病友的建議，買了不少營養奶，家人亦非常鼓勵她飲用。後來細問之下，發覺她每次喝奶後，胃部總是脹悶不舒服，而且有腹瀉的情況，反而令她沒有胃口進食三餐。在我的慢慢開導下，得知她原來最喜歡早上喝咖啡，一講起咖啡她突然精神一振，眼都立刻睜大了！

　　原來她擔心咖啡會影響治癌的效果，所以已經戒了咖啡，但每個早上總是心情不好。我於是鼓勵她早上可喝少量咖啡，並停服營養奶。早上心情好了，胃口自然會開。

　　另外，部分病人有腸胃不適，進食後覺得胃脹。胃口甚差者，其實可考慮中醫的食療方法，如在米粥之中加入陳皮等消滯中藥，幫助吸收。

　　那麼有沒有病人是真的需要飲用營養奶呢？有的，例如是頭頸癌或者是食道癌的病人，很多時因為腫瘤有阻塞的症狀，導致進食固體食物困難，此時服用營養奶的確可以幫助補充身體所需的蛋白質等營養。

　　胃口不好，或者是身體體重下降，其實有很多原因，必須先針對原因去治療。方法有多種，飲用營養奶只是方法之一，但非所有病人都適用。

癌症病人可否食牛肉？

　　不少病人，特別是皮膚病患者又或者是癌症病人，常常問究竟能不能吃牛肉，以及牛肉究竟是否真的那麼「毒」呢？加上現在很多人都聽過牛肉等紅肉會引致大腸癌，就更加聞「肉」色變。究竟什麼人適合食牛肉，什麼人又不適合呢？

非高溫烹調便不會致癌

　　牛肉在中醫角度屬於甘溫之物，亦即帶少許熱性。其實本身氣血虛弱，經常怕凍之人，進食牛肉是合適的。又例如對於一些久病、身體虛弱、肌肉萎縮的人，進食牛肉確實能幫助身體回復，可以令肌肉重新有力，屬於有點益氣的食物。現代營養學來看，牛肉確實有豐富的蛋白質、各種維他命及礦物質，若然要吸收同等的營養，需要大量的食物才可以取代一份牛肉的營養。至於現在常提及的紅肉致大腸癌，其實跟烹煮的方法有莫大關係，主要是因為在高熱，例如是 BBQ 的煎煮方法之下才會產生致癌物，一般用水煮的方法其實風險很低。

　　那麼究竟什麼人不適合吃牛肉呢？

適量進食無傷大雅

牛肉是帶有熱性的，所以本身有很多暗瘡或正值濕疹急性期，又或者是其他皮膚病的急性發作時，因為皮膚有熱，所以牛肉要暫時避忌一下。不單牛肉，其實其他熱性食物也一樣要避忌。另外，癌症病人很多時也要避免進食大量牛肉。留意我所說的是「大量」這兩個字，意思就是假如你天天都要鋸扒，又或者進食大量牛仔骨，那樣就不好；若然只是吃些牛肉片，亦即是以一般中國人食牛的方法所烹煮的牛肉的話，一般問題不大。因為癌症在中醫來說屬於瘡瘍的一種，亦即屬於生瘡，不過這一種瘡是一種毒瘡。中醫這個形容其實是很貼切的，例如嚴重的乳癌如果沒有得到及時的治療，乳癌潰瘍流血流水，就是一種瘡瘍。其他內在的癌症，因癌症本身也代表有一定的壞死，亦同屬瘡瘍。凡瘡瘍總有一些熱，所以不少抗癌中藥都有清熱解毒功效。如果癌症熱性非常強烈的時候，牛肉要少食一點，但並不是說完全不吃。我一般反而告訴病人，適當食用牛肉可以幫助病情，不過過量服用就會對病情有影響。

舉一個案為例。最近有一個胰腺癌病人來求診，起初做化療的時候，病人的白血球指數很低，需要打白血球針。後來我教他要多吃牛肉之外，再加上紅菜頭，之後即使化療劑量加大了，白血球和血小板指數仍然非常穩定，甚至不再需要打白血球針。由此可見，牛肉是有食療功效的。（注意：每位病人情況不同，請先請教你的主診醫生。）

其實牛肉的煮法和分量才是重點，假若你是用一般廣東、香港的煮法，例如是番茄牛肉炒蛋，又或者蒸牛肉片等，其實完全沒有問題。但假如是辛辣的牛肉、打邊爐湯底的味精牛肉、街上的沙嗲牛肉麵，又或者是放了大量黑椒或蒜蓉的牛扒，那就真的要避忌了。簡而言之，並不是牛的問題，而是烹煮方法和調味料的問題。此外，打邊爐的肥牛或者牛扒，因為很多時都不是全熟，容易受細菌感染，所以癌症病人要避免進食。

牛肉熱氣皆因與南方人體質相沖

話說回來，那麼為何健康人士食得牛多會覺得熱氣呢？

那是因為我們香港人屬於中國南方人。香港跟嶺南地區一樣屬於多熱多濕的地帶，一般香港人的體質都是濕熱比較重。與中國北方，或者是歐美等地相比，香港冬天時又遠不及那些地方寒冷。因此，我們其實不需要跟北方地區進食同一分量的牛肉。香港人的養生方法和其他地方不能直接對比，這就是中醫所講要因地制宜，一方水土養一方人。

另一方面，香港人經常在外用膳，很多時街外的食物都有很多調味料和味精，吃零食又多，再加上經常晚睡，很多人本身都屬於偏熱的體質，再加上大量的牛肉便會覺得非常熱氣。

同時也要因時制宜。若天氣比較冷，不妨進食多一點牛，可以增加氣血陽氣，甚至可以食羊肉。羊肉的溫，比牛肉更加厲害。按照中醫說法，其實香港全年不多時候適合進食羊肉，一般只適合在冬季中最冷的幾個星期，所以在夏季多吃羊肉就反過來變得過火。

善用牛肉補氣血

最後，經常有人問我如何用食療保健身體。

如果不想長期服用中藥去調補氣血，其實只要用一簡單食療方法並堅持下去，一般兩個月左右已可以改善手腳冰冷和經常頭暈的問題。方法很簡單，就是做一個羅宋湯（雜菜湯）。材料和煮法十分家常，包括番茄、紅蘿蔔、薯仔，再加入椰菜、紅菜頭等，最後加上一些牛肉片，調味料只用鹽，熬煮後成湯，每天空腹服用。不單味道非常好，還可以補益氣血。經常手腳冰冷的人士可以一試。

牛肉這食材，只要善用可以成為補品，不當食用就真的可能導致病情加重。

乳癌病人可否飲豆漿？

日常工作常常碰到乳癌病人問是否可以飲豆漿，是否要避免黃豆類產品。很多病人以為黃豆中的植物雌激素會促進乳癌細胞的生長。其實這是一種誤解。

此激素不同彼激素

首先，的確超過一半的乳癌都是帶有雌激素受體（estrogen receptor-positive），即是說這些癌細胞的生長，會受體內的雌激素刺激而變快，所以臨床上治療這一類乳癌，是會運用抗雌激素的藥物，例如tamoxifen（他莫昔芬）來治療已經擴散的乳癌，或者是減輕初期乳癌的復發率。所以很多病人一聽到黃豆中有植物雌激素，看字生義，便認為植物雌激素等同雌激素，會刺激乳癌生長。

其實黃豆當中的大豆異黃酮（isoflavones，包含多種物質），是一類植物雌激素（phytoestrogen），是植物中一種天然的荷爾蒙，但和人體中的雌激素並不是同一種物質。如果大家記得中學時代的化學，可以看看下圖：大豆異黃酮的化學結構總共有三個環，

人體中的雌激素（雌二醇〔estradiol〕、雌酮〔estrone〕、雌三醇〔estriol〕）的化學結構卻有四個環。

Daidzein

Genistein

Glycitein

17β-estradiol

Estriol

Estrone

雖然大豆異黃酮這種植物雌激素也能依附在乳癌細胞的雌激素受體，但它依附了在受體後，卻不會刺激癌細胞增長，反而因為已經佔用了受體，使其他人體的雌激素不能佔到位置，因此無法刺激癌細胞生長。情況就如地鐵車廂中，所有位置都已經被大豆異黃酮素佔據，人體的雌激素不能進入車廂內，惟有落車（幸運的是人體的雌激素受體沒有關愛座……）。

因此，在日本和中國都有一些公共衛生研究指出，定期進食適當的黃豆類製品的婦女，患乳癌的風險反而減少。而且黃豆類製品還有其他益處，包括降低血液中的膽固醇、預防骨質疏鬆、抗氧化和護膚功能等。當然這些研究是調查進食黃豆類食物的婦女的乳癌發病率，對於服用異黃酮補充劑是否能夠達到相同甚至更好的效果，仍然未有結論。

那麼黃豆類製品對乳癌病人是否越多越好？現在科學上並沒有答案，而且亦沒有證據顯示大量的黃豆類製品能夠治療癌症。其實任何健康食物，都是適可而止，就如《黃帝內經》所講「以平為期」，不多不少，合乎中庸之道方為上法。那麼每天的一般攝取量為何？有專家指出，每天半杯毛豆，或者是一杯豆奶，或者是三安士的豆腐，都是合適的 。

但是臨床所見，有部分病人飲了豆漿後，會有胃氣過多的情況。中醫來說豆漿是能夠生濕的食物，部分中醫會建議病人加入一些健脾的藥膳來幫助消化。這方面可請教大家的家庭中醫。

參考資料

Soy isoflavones. Linus Pauling Institute. (2022, January 3). Retrieved on July 1, 2022, from https://lpi.oregonstate.edu/mic/dietary-factors/phytochemicals/soy-isoflavones ?fbclid=IwAR10ta4iyXWhdVUIDFcX8GKZWarNRoz9tRPOFnfm7dH3h0iHvK8lXp5Vb dA

Wada, K., Nakamura, K., Tamai, Y., Tsuji, M., Kawachi, T., Hori, A., Takeyama, N., Tanabashi, S., Matsushita, S., Tokimitsu, N., & Nagata, C. (2013). Soy isoflavone intake and breast cancer risk in Japan: From the Takayama Study. *International Journal of Cancer, 133*(4), 952–960. https://doi.org/10.1002/ijc.28088

中醫戒口實錄

看過一個病人，他的姐姐說之前不想帶他去看中醫，因為他說看了中醫之後肯定要戒口，什麼也不能吃。較早前也有一個病人，診症之後問姑娘可否請我給他一份戒口清單。究竟看中醫是否真的需要戒口呢？要戒些什麼食物呢？

我不是沒有準備好戒口清單，只不過我一般很少直接給病人，原因是每個人的病情不同，戒口的側重點也有一點點分別。當然也有一些通用的避忌食物，但是我通常會針對病人本身的情況，向病人解釋他最需要戒的是哪些食物。

戒口迷思

例如有一個癌症病人，中醫診斷肝熱血熱。我重點叫他不要進食一些熱氣食物，例如是打邊爐、鴨鵝、乳鴿、辛辣如黑椒等。他的一個親人問：「那麼牛肉、豬肉、雞肉、魚肉和雞蛋可不可以食呢？」我說沒有問題。那位親人有點驚訝，他再問：「可不可以食

生冷食物呢？」我說也沒有大問題。他更為驚訝，按捺不住再問：
「 不對呀，中醫常常叫人不要吃生冷食物呀！」

我再詳細解釋。

「沒錯，多吃生冷食物對脾胃的確不好，但是對於這個病人來
說，這並不是最需要戒口的食物種類。我不是說多吃生冷食物會對
他有益，只是希望他能夠做到第一步，將從中醫角度來看對病情影
響最大的食物先戒除。給他一點時間慢慢適應，慢慢重新找出一個
新的飲食平衡和習慣，之後再看病情的需要而決定是否還要戒除一
些其他食物。凡事都要一步一步來，避重就輕，避免想一蹴即至。
給病人一張戒口清單並不困難，但很容易對他造成心理壓力而產生
反感。就好像小孩子剛上學，你選出想他最優先學習好的東西，然
後先給他一樣功課叫他做好，他可能會很愉快地完成它。但你一下
子又要他學數學學中文學英文，又要 STEM，又要音樂琴棋書畫，
再加十樣功課，最後他心裏會產生對抗性，索性什麼都不做。病人
的情況也是一樣。」

病人和家人聽了我的解釋之後，就明白了。

另外有皮膚病患者問可否偶然偷吃一碗沙爹牛肉麵，因為他真
的很喜歡吃，但次次吃完身體都會痕癢。我說暫時不要，現在病情
還頗為嚴重，戒口要戒得清一點。遲一點病情好轉，偶爾偷吃一點
問題也不大。若然太早已經偷吃，實在難以醫得好。理由是身體好

轉到一定程度，就可以有一點點容忍量（tolerance），亦即是我們俗稱的「水位」。一路服食中藥一路治療，就等於身體不斷儲錢，錢包由只得一百元儲到可能有一萬元。偶爾吃一點壞東西，就等於從錢包拿出三百元。假如已經儲到一萬元，三百元簡直微不足道。若然在只有五百元的階段就已經用了三百元，那麼身體就很難儲錢，病情也很難好轉。

戒口的道理其實也是一樣。

三

治療篇

癌用何藥？（上）

　　很多病人都有疑惑，坊間抗癌藥物那麼多，究竟如何才知道哪一種最適合自己？現時常用的抗癌藥物有傳統化療藥物、標靶藥物和最新型的免疫療法，而且很多治療並不是只用一種藥物，很多時是混合使用多種藥物；再加上現在藥物種類繁多，新款藥物不斷湧現，所以很多癌症病人和家屬都覺得很混亂，究竟哪一種藥物是最適合自己的呢？

傳統化療的用藥依據

　　十多年前，抗癌的藥物並沒有那麼多，可選擇的不多，確實少了很多煩惱。但其實現今這種煩惱是一種好的煩惱，因為代表治療的選項越來越多。

　　首先談傳統化療。所謂化療，很多都是對細胞有一定毒性的藥物，大多數是注射的藥物，也有小部分是口服藥物。其實化療的種類可以說是多不勝數，常用的至少有接近三十種，每一種的適應癌症，和相應的副作用都有不同。至於哪一種化療對哪一種疾病有效用，很多時都是靠以往所作的臨床研究數據來斷定。

例如俗稱紅針的蒽環類藥物類別（anthracycline），對於乳癌有很好的療效，這些都已經是二十多三十年前所定下的數據，這麼多年也沒有改變。又例如另一種俗稱紫杉醇的化療藥，以往只是認為在乳癌上有效，後來慢慢發現對某部分的頭頸癌，甚至是前列腺癌都有莫大的作用；近幾年甚至發現對已經進行手術切除的第三期胃癌，作為術後化療也有不錯的療效，可以減低復發並增加生存比率。另外，針對大腸癌常見的化療，其中一種常用的化療藥物是口服藥物 capecitabine（卡培他濱）。一種口服化療藥物可以配搭其他化療藥物和標靶藥物，成為治療大腸癌的骨幹藥物；另一方面，一種口服化療藥物亦對其他消化道的癌症有用，例如治療胰臟癌用的 gemcitabine 和另外一種三合一的療法配合的話就會奏效。

總括而言，哪一種癌症用哪一種藥物，其實是根據以往在實驗室和在大型臨床研究中所定下來的。由於有臨床研究數據推動，所以一些較為常見的癌症，例如是大腸癌、肺癌、乳癌等，就會有較多的化療藥物可以使用；人多，臨床研究更容易進行。一些較為罕見的癌症，例如肉瘤，由於病例不多，有效的化療選擇也不多。

但只要認真一想，就會想到即使有十個乳癌病人，十個乳癌病人的腫瘤特性和當中的生物特質也不同，是否每一個病人都對同一種化療藥物有著相同的敏感度呢？是否每人接受同一藥物後都有一樣好的效果呢？這是傳統的大型臨床研究存在的缺陷。有時一線藥物未必對每個病人都有用，打了幾針之後，如果依然無甚療效，醫生或會為他們轉為第二線化療。可是，這樣做對病情未必理想，有

可能沒有療效只有毒性。

個人化治療提高療效

　　其實現在已經有了新而準繩的化療方法。即使是化療藥物，也進入了個人化治療的年代。現在已經有一些測試，可以把病人的癌細胞送往實驗室檢查，利用電腦數據分析可以知道哪幾款化療藥物對這個病人的腫瘤特別有用，根據實驗結果，腫瘤科醫生便會得到一些提示，知道哪一款藥物較高機會有效。這一種做法對於一些同時有兩三款藥物可供選擇的癌症十分有用，選擇化療的時候其用處就更加明顯。

　　經常聽到坊間的一些說法，說化療既傷癌細胞，又傷自己的正常細胞。其實這種說法並不完全正確。現在化療藥物能更加精準地針對癌細胞發揮藥效，而且在配合醫生的臨床判斷下調校藥物種類和劑量，準確度進一步提高，還可以更有效降低毒性。

癌用何藥？（下）

前文談到化療藥物有這麼多種，究竟如何選擇最適合的化療藥物？其實現在除了化療藥物以外，更加普遍使用的是各種標靶藥物和免疫療法。很多人一聽到標靶藥以為是同一種藥物，其實標靶藥只不過是一個藥物類別的統稱，當中所包含的藥物多不勝數。

標靶藥與癌細胞生長訊號

先說標靶藥物為何叫做「標靶」這兩個字。其實此類藥物的說法是相對傳統化療所定下來的。以往的化療主要是利用細胞毒性治癌，希望利用癌細胞對化療藥物較敏感的這項特質來消滅癌細胞。至於標靶藥物則透過對癌症細胞學的了解知道癌細胞的「痛腳」在哪裏，以及集中對付癌細胞的「痛腳」所定下來的藥物。

隨著生物科技對癌細胞的認識越來越深，我們知道原來每一個癌細胞都是因為某些訊號使癌細胞過度生長，例如一種常見的肺癌是由 EGFR 所引起的，就是因為癌細胞的生長訊號持續被激發，因而形成腫瘤。一般正常的器官細胞其實也有這種基因，但正常細胞

的生長雖然會依靠這種訊號，到了一定的程度這種訊號便會熄滅，細胞便會停止分裂並停止生長。這是一個正常細胞調節生長的機制，就等於一輛汽車運作正常的時候，司機會適當踩油門前行，到了紅燈的時候便知道要踩煞車（brake）來停車。

EGFR 突變的肺癌就像一輛只會不斷踩油門而沒有煞車的汽車，這些癌細胞即使沒有正常的生長訊號也會不斷自我增長，就等於即使沒有踩油門，這輛汽車亦會不斷加速。治療這種癌症，現在有幾款標靶藥物可以令這個 EGFR 的訊號熄滅，那麼癌細胞便會慢慢死亡。

以上只是一個例子，其實各種導致癌細胞生長的訊號非常繁多，不同的癌細胞亦有相應不同的基因突變，亦即有不同的訊號混亂。例如普遍的腎癌細胞和腦膠質瘤都有控制血管生長的 VEGFR 基因突變，治療的時候需要用藥物去關閉這一個訊號。又例如某一些乳癌是 HER2 訊號受到激發，治療方面便可以配合 anti HER2 的標靶藥物進行治療。隨著現代藥物的進步，現在已經有越來越多標靶藥針對不同的基因突變，例如 PI3K、PTEN、BRCA、ATM、CdK46、ALK 等，所以治療癌症的時候需要知道該癌症所適合用的標靶藥物。

標靶藥物的好處是針對性較強，然而標靶藥物也有一定的副作用。每種藥物副作用輕重不一，在治療之前可以先問清楚主診醫生。

重新啟動自身免疫系統的免疫療法

近兩三年免疫療法差不多成為每種癌症治療的骨幹，很多時免疫療法的使用，都需要配合其他標靶藥或化療，才可以發揮最大的效用。

免疫療法其實有很多種。有一些是透過抽取病人的免疫細胞，例如 T 細胞、NK 細胞等，再注射到病人身上，關於這種方法現在的應用方向越來越多，但很多只是在臨床研究階段，除了對於某些血癌的 CAR T 細胞。

另外一種更多人用的免疫療法是 checkpoint inhibitors。這一類藥物是透過刺激身體的淋巴細胞，令淋巴細胞可以重新認出癌細胞表面的抗原，從而使身體的淋巴細胞自我吞噬癌細胞。這種方法其實類似中醫所說的益氣托毒方法。

事實上，現在對免疫系統的認識其實還不是很深。有一些腫瘤（例如肺癌、黑色素瘤、腎癌等）對免疫療法較為敏感，但對另外一些癌症（例如前列腺癌、胰臟癌）卻發揮不了太大的作用。有些時候假如細胞有一些特質，例如所謂的 MSI high、MMR deficiency，或者 PD-L1 expression high，利用免疫療法的效果會更加良好。

但無論是用什麼藥物療法，更加尖端的做法是在癌症診斷的時候抽取一些癌細胞進行基因分析（next-generation

sequencing），將癌細胞的整個基因圖譜進行分析，希望找出一些可以針對癌細胞的特定療法，亦即為病人度身訂做的藥物療法。可能有些病人是比較適合用免疫療法，另外一些病人可能要混合使用某幾類標靶藥，又有些病人可能最適合的始終是化療。

所以每個癌症病人去見腫瘤科醫生的時候，定下的治療方案可能都有不同，做到真正的 tailor made。

電療當真可治癌？
副作用是洪水猛獸？

有學生問，其實是否有一些癌細胞是電療無法殺死的呢？

這是一個好問題。我給他的答案是，其實只要電療的劑量夠大，塵世間是沒有任何腫瘤（solid tumour）不可被電療消滅的。電療是一種高能量輻射，只要能量夠高，根本沒有任何生物細胞（包括癌細胞）能夠繼續生存。你看一看核爆之後的輻射，基本上什麼都會因而被摧毀就知道高能量輻射的厲害。所以治療癌症，關鍵是我們進行高劑量電療的時候，能不能保護周圍的正常組織免受高劑量電療所波及，即是避免殺錯良民無辜。

三四十年前，大部分人都覺得電療的副作用很大，而且好像很多時也不能夠完全消滅癌症，不少病人甚至是非腫瘤科的醫生，都會覺得電療好像是一種很恐怖的治療。這情況就好像二次世界大戰打仗時，轟炸機要轟炸一個城市，到達了目標附近的位置，便會無定向的投下炸彈，大幅度猛烈轟炸，引致傷亡慘重，不少無辜平民受襲。有時甚至可能無法擊中目標，軍事設施未被炸毀，附近的普通民居卻都已經被摧毀。但這近十年轟炸的技術已經大大提高，就像新聞中所見美軍進行定點轟炸，很多時是遙控無人機，遠距離投

下一個聰明炸彈（smart bomb），擊中目標的建築物，而周圍的平民和民居幾乎沒有受到傷害。隨著影像定位技術、電腦技術和電療機器的進步，現在的電療就像一種 smart bomb！

新型電療提高準繩度，減低副作用

說回電療為何可以殺死癌症。其實我們所說的電療，並非真的用電去電腫瘤。電療的正確名稱為放射治療，亦即利用放射線輻射（很多時是 X-ray）。這種 X-ray 比平時照肺的 X-ray 能量高很多。癌細胞受到 X-ray 照射後，細胞內的 DNA 受損，癌細胞便會死亡。X-ray 輻射對於快速分裂的癌細胞的破壞，比生長率低的正常細胞高，所以電療殺死癌細胞的數量遠比殺死正常細胞高。

另一方面，現在電療已經差不多全進入了影像定位電療（image-guided radiation therapy, IGRT）的年代。什麼意思呢？用現代戰爭中的無人機的概念，電影中常會見到，要轟炸目標的時候，通常透過無人機的高清鏡頭確定地上的目標建築物，甚至目標人物的樣貌和汽車的車牌是否正確，然後才按掣攻擊，這樣就能準確地進行定點轟炸。同樣道理，現在進行每次電療之前，很多時都會預先配合電腦掃描，甚至是磁力共振影像進行定位，確保病人躺臥位置和腫瘤的位置真的在高劑量電療的 target zone 當中才會啟動機器放射出 X-ray。若然發覺有誤差，就會馬上調整好位置才開始電療。再加上現在電療機器日益進步，可以在短時間釋放出更高

能量的 X-ray，所以只需要很短的時間便已經完成療程，避免腫瘤或病人的位置在治療的幾分鐘內有所改變。

有了這些技術，不單腫瘤可以接受更高劑量的電療，而且正常細胞受到的破壞較少，病人的副作用大為減輕。

我常跟醫學生說，電療的發展就好像電話一樣。三四十年前，電話有轉盤，需要撥號（撥號的時候噠噠作響，而且要完成一個號碼才可以撥下一個號碼，急不來）；三十年前的手提電話是一個水壺大小的大哥大。經過三十多年的技術發展，現在已經是 iPhone 13！電話亭基本上無人使用（除了超人要變身之外）。若然你依然抱著三十多年前對電話的概念，就算有人跟你說原來電話已經是一部迷你電腦，是生活不可或缺的東西，你也不會相信。

電療技術也一樣，用三十年前的概念去理解現今的電療，是很難明白的。

化療傷身？
標靶、免疫治療更好？

對付晚期癌症，病人一聽到化療，未問療效，先怕副作用。有人要求副作用較少的標靶治療，還有人花費巨額金錢，要求接受近年熱門的免疫治療。

究竟化療、標靶治療和免疫治療，哪一種最好？

三十多歲的陳先生正值壯年，一天突然發燒咳嗽，求診後，發現肺部 X-ray 有陰影。醫生細問之下得悉陳先生過往幾個月已消瘦了十多磅，進一步抽組織檢查，確診為腺性肺癌（adenocarcinoma）；再經正電子掃描檢查，發現癌細胞已經擴散到骨、另一側肺部和胸腔淋巴腺。

病人有十多年吸煙史，腫瘤對 EGFR、ALK 等標靶結果為陰性，檢測免疫治療反應率 PD-L1，染色度 60% 為陽性。醫生決定用免疫治療藥物 pembrolizumab（派姆單抗），經過幾次治療後沒有太大副作用，病人基本上行動如常，X-ray 顯示肺部腫瘤逐漸消失，治療仍在繼續中。

陳先生問，聽其他肺癌病人說，有些病人口服標靶藥，有些則需要化療，甚至混合不同療法，究竟怎樣才是最好的治療呢？這裏不是介紹肺癌最新治療，而是談談癌症藥物治療的三大療法，即化療、標靶治療和免疫療法。

化療——餵癌細胞吃毒藥

化療是利用對細胞有毒性的藥物，透過注射或口服進入體內，把生長活躍的癌細胞殺死。很多病人一聞化療色變，不時聽到病人問：「化療是不是把身體好的細胞和壞的細胞一同殺死？」這問題在不少社交群組或互聯網經常見到。

大部分藥物毒性短暫

沒錯，化療的確對身體正常細胞有一定毒性，但常用的化療藥至少有幾十種，每種適應症和毒性都不一樣。一般來說，化療對正常細胞的傷害，主要是針對一些生長快速的細胞，例如頭髮毛囊、腸道黏膜、皮膚表皮和骨髓細胞等，當然亦會刺激腦部感應中心產生嘔吐感覺。可幸的是，大部分都毒性短暫，隨著化療停止，身體便會慢慢回復正常。但有一些藥物可能會帶來長期毒性，例如是對心臟有毒性的阿黴素（doxorubicin）、可引起長期手腳麻痺的紫杉醇類（taxanes）及可引起腎毒性的順鉑（cisplatin）等。

一般而言，在腫瘤科醫生指導下使用化療都很安全，因為在每一次化療前，醫生都會透過臨床檢查和抽血結果來評估病人的狀況，經過精密計算以調整化療劑量，確保沒有超過身體所能承受的累積劑量。此外，醫生會處方減輕副作用的藥物，例如止嘔藥、止瀉藥、漱口水等，並適當使用抗生素和升白血球藥物來減低感染風險。

正所謂「是藥三分毒，無毒不入藥」，即使是傳統中藥，亦有分小毒、中毒、大毒或無毒等級別。有毒的藥物並非不可以用，關鍵是如何安全地使用。化療藥物，若從傳統中藥來看可算是「以毒攻毒」的療法。另一方面，近年研究發現，某些類別的化療藥物可刺激免疫系統，若然結合免疫治療，有望提升治療功效。

標靶治療——「篤」癌細胞死穴

標靶治療的原理是針對癌細胞的某一種靶點攻擊，較化療更有針對性，從而減低對其他器官的傷害。用簡單的語言來說，「標靶」就是「篤死穴」的療法。以肺癌為例，帶有EGFR基因突變的腫瘤，可以用吉非替尼（gefitinib）、厄洛替尼（erlotinib）、阿法替尼（afatinib）或較新的奧希替尼（osimertinib）治療。這些藥物都是針對癌症EGFR突變這個「死穴」，較少影響其他正常細胞，但並非完全沒有副作用，常見副作用有皮膚出疹、口腔潰瘍、肚瀉等，因為這些正常細胞也都有EGFR受體。

可與化療雙管齊下，增強療效

此外，有些標靶藥可以和化療雙管齊下以增強療效，例如治療 HER2 型乳癌，除了用化療藥物外，亦要加上曲妥珠單抗（trastuzumab），用來攻擊 HER2 受體，可大大增強化療的功效。

總括而言，標靶藥有很多種，視乎每個病人的癌症腫瘤特性而定。另外，亦要注意並不是每一種癌症都找得到「死穴」，這個時候就只能靠化療或免疫療法。

近年，隨著基因排序的進步，我們可以將腫瘤基因進行全面排序分析，研究每一個腫瘤的「死穴」，例如本來用於治療卵巢癌的標靶藥奧拉帕尼（olaparib），同時亦可用於治療前列腺癌和乳癌，效果良好。

免疫治療──發動淋巴細胞攻擊腫瘤

近兩三年，利用 PD-1 ／ PD-L1 等免疫檢查點抑制劑（checkpoint inhibitors）成為新趨勢。在某些肺癌中，免疫療法比化療效果更好。腫瘤細胞很狡猾，會利用一個叫 PD-L1 的訊號，欺騙身體的免疫淋巴細胞，令免疫淋巴細胞誤以為腫瘤是身體的一部分而不作攻擊。免疫治療就是透過阻斷 PD-1 和 PD-L1，令淋巴細胞攻擊腫瘤。常用藥物包括：納武單抗（nivolumab）、派姆單抗（pembrolizumab）、阿特珠單抗（atezolizumab）等，分

別適用於不同癌症。現在免疫療法大行其道，差不多每一種癌症都可用；免疫療法亦可和化療一同使用，此舉在肺癌中最為常見。相信在未來兩三年，免疫療法的適應症將越來越廣。

治療腫瘤還有其他療法，例如荷爾蒙治療用於乳癌和前列腺癌。網上曾興起十年挑戰（10 years challenge），將十年前和今天做一個對比。治療癌症的新藥物種類在過往十年和樓價一樣拾級而上。未來十年將會是抗癌新藥的文藝復興年代，相信不少現在未能根治的癌症，在未來可以治癒的機會將會大大提高。

癌症「雞尾酒治療」中西醫共通

傳統西醫治療癌症，一般使用對細胞有殺傷力的化療藥物，而過往十多年也選用針對癌症細胞的標靶治療。癌症治療有一個用藥次序，腫瘤科醫生定出所謂「第一線藥物」、「第二線藥物」等，先用科學證據最充足的治療，若然失效，就退到第二線治療。一般來說，第一線治療比第二線更有效。這就是我們醫生常說的「順序治療」（sequential treatment）。

舉例說，用標靶藥治療 EGFR 基因突變的肺癌，會先使用第一線藥物吉非替尼（gefitinib）、厄洛替尼（erlotinib）或阿法替尼（afatinib）。通常在用藥一年後因腫瘤產生抗藥性而失效，此時醫生會轉用奧希替尼（osimertinib）等第三代標靶藥。雖然近來也提出可以第一線就使用奧希替尼，但整體來說，是用完一線藥物再轉用另一線藥物。

混合療法效果「一加一大於二」

近來研究發現，混合性的「雞尾酒療法」，療效比「順序治療」大為提高。科學家發現，多管齊下用藥會產生「協同效應」（synergistic effect），即是產生所謂一加一大於二的效果。

再以肺癌為例，若患者不適合使用標靶藥，目前的標準治療是兩種化療藥，加上抗血管增生的貝伐珠單抗（bevacizumab），再加上免疫療法如派姆單抗（pembrolizumab）、阿特珠單抗（atezolizumab）等。就好像打仗的時候，以多重戰線截擊敵人一樣攻擊癌細胞，而研究證明療效非常好。肺癌只是其中一個例子，現在不少研究發現不同的混合治療，用於腎癌、乳腺癌等，比傳統單用一種治療的療效更高。

這種混合療法的思維，正正和中醫藥的「君臣佐使」用藥理念一致。中藥方裏，少則可能有三四種中藥，多則二三十種或以上，這些複方草藥較西醫藥更複雜。所謂「君臣佐使」，即一條藥方中有四個等級的藥物。君是藥方當中的主藥，臣是次一級用來幫助君藥發揮作用，佐使就再次一級，有時用來中和君臣藥的副作用。一條適合病人使用的好藥方，會兼顧癌症腫瘤和病人體質，比西方抗癌藥更為複雜，更多層次，有更多重考慮。這也解釋了為何利用西方追求活性成分（active compound）的研究方法，很難研究中醫藥的療效，因為兩者的哲學和方法學大為不同。

再以肺癌做例子，一個肺癌病人選擇中藥治療，可能用到白花蛇舌草、半支蓮、絞股藍等針對肺癌腫瘤本身的抗癌中藥。另外，因為病人咳血，會用到仙鶴草、血餘炭止血，是紓緩症狀的中藥。亦需要針對病人體質，假若病人氣陰兩虛，亦會加上花旗參、北芪等，幫助病人改善體質，增強免疫力。最後，要調和其他藥物，避免不同的中藥「打架」，就必須加入甘草、陳皮、砂仁去調和及減輕副作用。而每一次覆診，病人身體情況會有所改變，有時候抗癌用藥會重一點，有時候可能補益身體強一點，所以藥方會有所變化，分量亦會有所調整。這正反映利用中藥治療，醫生需要考慮的複雜性（complexity）。

若要結合中西醫治療，情況就更複雜。癌症是一個非常複雜的疾病，以往治癌的思維，是希望找出癌症某一個標靶點來製造藥物，很多時都不能根治癌症；反而現在思維慢慢走向中醫利用混合治療，療效相信會更上一層樓。

治癌新趨勢——
談新一代免疫療法（上）

本文不是提供醫療建議，而是想談談整個癌症治療的大趨勢。

回想起 2015 至 2016 年，第一代的 PD-1 免疫療法藥物正式在香港使用。起初只有一兩個疾病被批准使用，分別是黑色素瘤和某些肺癌。到今時今日，PD-1 藥物免疫療法越出越多，而且適用的疾病範圍已經大幅躍進到幾十種癌症情況。可以說，大部分癌症療程都會用這些藥物作為免疫療法，已經是治療的一種骨幹。此外，除了 PD-1 以外，還有其他類別的免疫療法藥物如 checkpoint inhibitors 陸陸續續推出。幾年來的發展速度遠超於以往幾十年化療的發展。

簡析細胞免疫療法

那麼未來五年到十年的癌症治療發展呢？我相信未來五年將會大流行的就是現在已經有苗頭的細胞免疫療法。

細胞免疫療法（cell-based immunotherapy）某程度上並不是一種藥物，而是透過提煉病人自己本身的免疫細胞，或者透過輸入其他外來的免疫細胞到身體裏面，去攻擊身體內部潛伏的癌症。這種細胞免疫療法和以上所說的 checkpoint inhibitors 很不同。

以往的免疫療法通常說的都只不過是用不同的藥物去刺激淋巴細胞和癌症之間的互動，重新激發淋巴細胞對癌細胞的攻擊力。用一個簡單的比喻，就好像將一輛車的煞車系統弄壞，當汽車無法煞車，淋巴細胞自然快速活動，殺死癌細胞。而新的細胞免疫療法，就是透過提取並改造病人身體本身、其「親戚」或實驗室中外來的淋巴細胞或者其他免疫細胞，強化細胞後再重新輸入病人體內，令這些特別免疫細胞直接去攻擊癌細胞。這種情況就好像將原本的汽車重新改造後再放回到道路當中，又或者簡單地直接引入一輛新的跑車，自然速度很高性能很好。

免疫療法效果不彰，可轉細胞免疫療法

第一種療法 checkpoint inhibitors，亦即是藥物療法則相對簡單，很多都是將藥物，例如抗生素或化療藥物以靜脈注射到病人體內就可以了。但如上述比喻所說，有些車本身的引擎已經失靈，就算沒有煞車系統，汽車的表現亦有限。同樣道理，有些病人本身的免疫細胞已經非常疲弱，亦即是毫無攻擊力，就算如何使用 checkpoint inhibitors 亦可能完全沒有效果，這個情況在醫學上叫做 T cell exhaustion。所以有些時候用細胞免疫療法會更加好，因

為乾脆換上新車，比起小修小補一輛壞車更加好。反過來說，若然兩者一同使用，療效可能會更上一層樓。

其中一種近年不少病人都聽說過的細胞免疫療法就是 CAR T 細胞療法。這種療法的概念就是抽取病人的 T 細胞，經過各種培植和強化後再輸入到病人體內，令這些經過改造的淋巴細胞（稱為 CAR T 細胞）在身體內撲滅癌症。其實這個技術已不是什麼嶄新科技，今時今日已經發展到第四代，淋巴細胞的攻擊力和安全性也大大提高。暫時為止這種療法主要獲批准應用在一些血科癌症身上，例如是某一些的血癌和 B 淋巴細胞癌，或者是某些骨髓瘤。

至於並非血科的癌症，例如常見的肺癌、乳癌、大腸癌和前列腺癌，暫時仍未有充分的研究數據支持。

其實除了 CAR T 細胞外，CAR NK 細胞療法也越來越流行。究竟兩者有什麼分別？究竟這一種療法是否真的有效？

大約十年前的一樁美容案件，正正是透過輸入病人的自身血液來進行療程，後來病人因為菌血症死亡，令大家重新認識這是一個複雜的過程，並不是那麼簡單的。利用這些細胞療法時，安全性是一個考慮，究竟如何才做得到安全的細胞療法呢？下一篇再討論。

治癌新趨勢——
談新一代免疫療法（下）

上回講到現在利用細胞免疫治療主要是用 CAR T 細胞，用這些細胞治療癌症有一定的副作用。

CAR T 細胞的正副作用

CAR T 細胞的做法是先把病人身體的 T 淋巴細胞抽取出來，再在實驗室當中加入一些接受體（receptor）在 T 細胞當中，使 T 細胞搖身一變成為 CAR T 細胞。CAR T 細胞比正常的淋巴細胞多了一些接受體，簡單而言，就是多了一個追蹤器能夠辨認出身體的癌細胞，更容易發揮強烈的癌細胞消滅作用。現在已經進入了第四代的 CAR T 細胞，更擁有可刺激淋巴細胞的訊號，使細胞免疫治療的反應越來越好。

療程常見的副作用是將 CAR T 細胞重新注入病人身體當中時，可能會產生強烈的免疫反應，產生細胞發炎因子風暴，有點類似病人得到一個嚴重的感染時激發身體免疫系統的強烈反應。嚴重者可以引起高燒、血壓急劇下降導致的休克，甚至有死亡風險，所以這

種細胞免疫療法一定要在合規格的醫院裏進行。醫療團隊要密切監察和作出快速反應應對各種副作用，有些時候甚至需要 ICU 的支援。另一種常見副作用是身體的神經系統受到免疫攻擊，引起手腳麻痺或者手腳無力等症狀。

大家可以看到由抽取病人的細胞，到實驗室培植，再到注射入人體的過程極度複雜，當中首先一定要有嚴格的無菌操作。第二是有嚴格的質量控制和保證。最後當然是要有完善的醫療設施和醫療團隊配合。過程絕對不能馬虎，要做到一絲不苟。

美國 FDA（The United States Food and Drug Administration，美國食品藥品監督管理局）暫時批准了五款 CAR T 細胞正式臨床使用，主要用於一些頑固的淋巴性血癌、骨髓瘤和一些 B 淋巴細胞癌，其他較為常見的癌症暫時未有獲得正式使用。但其實全世界不同國家正在火速進行研究，利用類近的細胞免疫療法治療各種各樣的癌症。有一些國家會以類似的技術進行 off-label use，亦即以實驗性質去治療一些已經沒有其他療法可以治療的癌症。但正如上述所說，因為這種細胞免疫療法非常複雜，要小心選擇合規格而且安全的醫療機構進行這些療法，否則可以非常危險。

除了 T 細胞外，身體內還有一種淋巴細胞叫做 NK 細胞。NK 細胞亦即 natural killer cell，是一種先天存在於人體內能夠撲滅癌細胞的淋巴細胞。它的特性有別於 T 細胞，不似 T 細胞那樣專注對付特定抗原，而是對不同的癌症都有攻擊力。而且 NK 細胞攻擊癌

細胞的方法比 T 細胞更加多，亦因如此，透過培植改造 NK 細胞變成 CAR NK 細胞就更加吸引。

較安全的選擇——CAR NK 細胞

與此同時，CAR NK 細胞對其他非血液的癌症，例如乳癌、腸癌、肺癌和前列腺癌等，辨認癌細胞的能力更加高，更加容易製造出強大的免疫細胞。此外，CAR NK 細胞一般用於治療時的副作用較低，出現上述所說的細胞因子風暴和神經毒性的風險較低，安全性較高，更加能夠被廣泛使用。

另一方面，CAR NK 細胞的另一個好處是不一定要抽取病人的淋巴細胞，可以抽取病人兄弟姊妹或父母的血液（當然要驗過確認合適才可以）當中的 NK 細胞進行培植，一樣可以做得到。因為某一些癌症病人經過多重治療後，身體的淋巴細胞活力已經較弱，使用有血緣關係的人的淋巴細胞，其治療效果會更好。除了這兩個途徑外，NK 細胞還可以直接在實驗室的幹細胞，又或者臍帶血當中的幹細胞分裂出來，這亦是目前的重點研究方向，因為這樣做可以大大簡化細胞免疫療法的製作過程和時間。只要做出所謂的「off the shelf」現貨，又或者我們俗稱的「罐頭 CAR T 細胞」的話，便可以應用於每一個患上相同癌症的病人，這樣便可以惠及更多病人，亦可以壓縮成本。

　　所以說細胞免疫療法的發展實在是一日千里，相信不出五年內，不少即使已擴散的癌症，都可以利用這一類療法得到治療。

　　有些人有疑問，細胞療法治療費用為何如何昂貴？主要是因為這是一種個體特異性的治療法，可謂需經度身訂做。而且中間牽涉很多複雜的技術，所以比一般藥物注射貴很多。其實不少地方的政府都開始有資助計劃，令合適的病人得到大額津貼去使用這些新療法。此外，保險業也可能要有新的元素，嘗試改變心態，慢慢將這些新型治療納入醫療保險當中。最後，正如上述所說的罐頭細胞免疫療法，按未來的發展趨勢，研發成功後將能壓縮成本，降低這種療法的費用。

　　是否適用免疫療法，各位病人宜先請教自己的主診醫生。

免疫療法

什麼是免疫療法？

免疫療法在過去五六年裏漸漸流行，成為治療癌症的主要療法之一。免疫療法即是 PD-1 或 PD-L1 受體阻斷藥物，大多透過注射抗體蛋白施行。當然，免疫療法僅是一個統稱，許多其他藥物的注射亦可被稱為免疫療法。

免疫療法的基礎

免疫療法的實行基礎主要是依靠身體自身的免疫力攻擊癌細胞。回歸根本的問題：為什麼人體會出現癌症呢？我們的身體本來有個堅固的防線，即是身體的護衛——免疫系統，免疫系統內的細胞包括淋巴細胞，淋巴細胞可再細分為 B 和 T 細胞，而 T 細胞又可分為攻擊性和輔助性兩種。除卻淋巴細胞外，免疫系統內亦有自然殺傷細胞（natural killer cell，或稱 NK 細胞）和巨噬細胞。自然殺傷細胞像身體的警衛，負責在體內巡查，找出不正常的細胞或感染，對其進行攻擊；巨噬細胞則是「清掃者」，負責吞噬和消化被淋巴細胞攻擊過的物質。

免疫系統與癌細胞的對抗

既然人體的免疫系統是一道如此堅硬的防線，為何會有癌症的出現呢？道高一尺，魔高一丈，即便是天衣無縫的免疫系統，狡猾的癌細胞亦能找到破綻和乘虛而入的方法。癌細胞會用不同機制抑壓正常的免疫力，其中一種便是在腫瘤表面分泌訊號，例如以 PD-L1 訊號向淋巴細胞的 PD-1 受體傳遞訊息，令淋巴細胞誤以為它是身體本身的正常細胞；而當 T 細胞接收了癌細胞的假訊息，就不會對其作出攻擊，這便是癌細胞躲避免疫系統最常見的方式。除此以外，癌細胞和免疫細胞另有多種溝通（crosstalk）方式，例如 LAG、TIE 等。在顯微鏡下觀察，會看見癌細胞被淋巴細胞包圍，但後者卻沒有發揮它們的作用。

免疫療法的種類與運用

最基本的一種免疫療法是對患者注射含有抗體的藥物，以阻截 PD-L1 和 PD-1 的交流，兩者無法交換訊息時，淋巴細胞便能夠正常發揮作用，認出癌細胞並對其作出攻擊，讓身體通過自身免疫力剷除癌細胞。2016 年時免疫療法便在一些疾病上起了良好的療效，例如黑色素瘤，它是第一種成功以免疫療法治癒的癌症，另還有肺癌、腎癌等。免疫療法發展至今，幾乎每種癌症都可以用相似的方法治療。

但是，適用 PD-1 或 PD-L1 受體免疫療法的癌症不太多。現時

採用更多的是混合治療，即是混合多種免疫療法使用，例如 PD-L1
或 PD-1 免疫療法與 CTLA-4 免疫療法配搭，令兩者相輔相成。另
外，免疫療法與化療的配搭亦於治療肺癌上較多見。化療可以直接
攻擊癌細胞，癌細胞死去的時候會釋放抗原，而抗原能令淋巴細胞
更輕易地辨認癌細胞。其他癌症如腎癌等也有搭配口服標靶藥和免
疫療法的治療方式，療效比單獨使用免疫療法好。可見單獨使用
PD-L1 免疫療法的強度大多不足夠，跟其他療法搭配運用能大大
增加它的效能。就西醫來說，有一種癌症療法更為大眾所知——電
療。電療即以放射性射線，如強烈的 X-ray 將癌細胞殺死。在合適
的情況下使用電療，能令癌細胞壞死並釋放抗原，與免疫療法配合
時能幫助淋巴細胞辨認癌細胞，與化療達到相近的效果。

免疫療法與中醫藥

　　除了電療和化療，免疫療法也與中醫藥上一些療法相輔相成。
歸根究底，免疫療法依靠自身淋巴細胞產生攻擊力，當淋巴細胞不
活躍或數量稀少，便會使其攻擊力低下，影響其面對癌細胞時的
戰鬥力。我們發現有的中藥能避免此類問題，例如一道十分常見的
方子——補中益氣湯，它的主藥是黃芪，亦即香港人一般所言的北
芪。實驗室研究發現，這些草藥能有效令淋巴細胞更活躍，並使其
數量增加。因此，將來中西藥物的研究方向應該從 PD-L1 和中醫
藥益氣療法的配合入手。臨床方面，我們常常遇到在使用免疫療法
後感到疲倦的病例，這於中醫來說叫「氣虛」，被這類問題困擾的

患者，補中氣或益氣的湯藥便能有效減輕免疫療法的副作用。當然，自身體質適用與否和這類配合療法的具體實踐方式，還需請教自己的主診醫生。

再談免疫療法

　　上文提及的免疫療法只是個統稱，實際上遠不止上述的 PD-1
與 PD-L1 阻斷劑。免疫療法可分為兩大類，一類以藥物為主，即
受體阻斷劑。現時的阻斷劑種類推陳出新，包括 CTLA-4 和其他
多種抑制錯誤訊號的阻斷劑。第二類免疫療法以細胞為主（cell-
based immunotherapy），其中一種稱作「嵌合抗原受體 T 細胞
療法」（CAR T cell Therapy）——它與其他療法的操作模式大相徑
庭，步驟亦更為繁複，首先需從患者體內抽取血液，並提取 T 細
胞，再分析其癌細胞內的抗原（antigen）。例如從肺癌患者的癌細
胞樣本中，以電腦分析它獨有的抗原。分析過後，便能開始為 T 細
胞提升戰鬥等級，在實驗室培植一種能辨認體內癌細胞抗原的 T 細
胞。當 T 細胞的數量被培植至足夠的水平，便可以將其輸注回患者
體內。將經過改造的 T 細胞輸注回患者體內前，患者需先接受化
療，目的是在輸注前先剷除患者體內本身的 T 細胞。戰鬥力被提升
的 T 細胞不需受刺激訊號驅使，變得更敏銳的它們，碰到癌細胞時
便自動活躍起來，並攻擊敵人。

CAR T 細胞療法的風險與發展

　　CAR T 細胞療法過程牽涉生物安全，需依從無菌操作，以及在高規格的實驗室內施行。因此，此療法暫時並不普遍，目前只在某些血癌或淋巴癌的治療上得到美國和歐洲權威的認可。用於這些癌症時，它大多適用在第二或第三線治療，不論安全性和效能都極高。但畢竟步驟較繁複，對技術的要求亦較高，此療法亦不可避免地存在一些風險。例如在注射 T 細胞的過程中，有可能因實驗室操作不當而引致感染，可是若由合資格的實驗室進行，這項風險實際上很低。另一可能是將 T 細胞注射回體內後，患者的身體免疫反應過大，出現發炎因子風暴，嚴重情況下甚至可以致命。所以，患者應在合適的醫院接受此療法，醫生亦應密切監察注射 T 細胞後的副作用。另外，產生神經毒性亦是一常見副作用，幸而有藥物能減低出現這種副作用的風險。

　　此療法的理念隨技術漸趨成熟，相信不久後經過臨床驗證，便能造福許多不同類型的癌症患者。當然，抽取細胞再注射的過程複雜，價錢自然不菲，故現時一些公司也在研發類似的細胞免疫治療，這便是改為注射俗稱「罐頭」的淋巴細胞。這種細胞可以使用在任何患者身上，而不需要從患者身上提取細胞再進行培植。NK 細胞同為體內負責攻擊癌細胞的免疫細胞，故除了改造 T 細胞，現時還有對提取 NK 細胞的研究。這種療法同樣通過提取和增強淋巴細胞針對某些癌症，例如鼻咽癌等。

取其「中庸」的免疫療法

雙特異性Ｔ細胞銜接系統（Bi-specific T cell Engager）是一種介乎細胞和藥物免疫療法之間的療法，研究暫時發現它對前列腺癌具明顯的作用。注射藥物後，人體會產生抗體，抗體有兩道臂（arms）連接癌細胞表面的抗原，如前列腺癌表面的PSMA抗體便會附著這些抗原。它們的一側臂附著癌細胞，另一側則附著身體本身的Ｔ細胞，並將它們連接在一起，像伸出長臂捉住並將兩者「撮合」，使Ｔ細胞跟癌細胞的距離更接近，從而令它們發揮作用。此療法的好處自然是避免了細胞培植的步驟，費用較低。許多研究發現，這種療法更可以結合上述的PD-1或PD-L1藥物療法，比如在雙特異性Ｔ細胞銜接療法中，淋巴細胞和癌細胞雖然接近，但亦可能出現PD-1或PD-L1抑制訊號。若此時加上PD-1或PD-L1阻斷藥物，便能提高其療效。雖然這些療法都處於研究階段，但在可見的將來、大約五至十年間，可望各種免疫療法的結合將會成為抗癌療法的主幹，在抗癌的良策中擔任重要的角色。

網上流傳免疫療法，
誤點逐一破解！

　　朋友有一次轉發了一些癌症病人教育網上資訊，我看了之後甚為驚訝，發現當中都有以偏概全的部分，而且和事實差距甚遠。希望藉本文以正視聽。

　　首先免疫療法有好多種，現在一般說的免疫療法是常用的checkpoint inhibitors：包括 anti-CTLA-4 和 anti-PD-1/-L1 療法，一般以後者較為常用，而前者現在一般會混合與後者共同使用（即雙免疫）。

　　免疫療法的機理在此暫不作詳細解釋，簡單來說，癌症的發生就是因為它們成功利用一些欺騙的訊號避過了免疫 T 細胞的攻擊。免疫療法就是攔截這一些欺騙訊號，回復正常 T 細胞的攻擊力。

誤解一：免疫療法很危險，會激發自身免疫系統攻擊自己的細胞！

　　解答：免疫療法的確會有引發自身免疫攻擊的副作用，但是一般副作用十分輕微。以免疫療法 anti-PD-1 為例，根據文獻大概有

5% 至 20% 的病人會有一些副作用（即是最多有五分之一患者），包括感到疲倦、頭痛、關節痛、肚瀉、荷爾蒙失調，又或者其他器官受到免疫力攻擊產生發炎反應。但大部分都只是我們醫生所說的第一至第二級副作用，即副作用輕微，經過適當的處理後可以繼續使用免疫療法。而其中大概有十分之一的病人會有第三級或以上的副作用，亦即副作用較為嚴重，可能需要利用短期類固醇，或入院治理副作用，同時免疫療法可能要暫停或者停止使用。

若然兩者（即 anti-CTLA-4 和 anti-PD-1/-L1）免疫療法共同混合使用（anti-CTLA-4 通常只會做四針治療），的確第三級的副作用會較多，但是隨著近年這 anti-CTLA-4 藥物劑量相應地調低，副作用機率已減少。

而最重要的是使用這些免疫療法的時候，會定期透過醫生覆診、臨床檢查和抽血等檢查確保患者安全，醫生若發覺有什麼早期副作用會馬上作出相應的治療。

再重申，定期經醫生監察下使用這些療法是安全的，並不是坊間所言那麼恐怖。

副作用雖然要注意，病人亦需要知道，但要明白不可能「斬腳趾避沙蟲」，更不應因為怕了這些可以處理和可以早期發現的副作用，漠視免疫療法的功效！

誤解二：免疫療法只獲批准在非小細胞肺癌和黑色素瘤
　　　　中使用，對於其他癌症，到了晚期沒有什麼方
　　　　法才勉強使用。

解答：這是完全完全絕對絕對錯誤的！

根據 2019 年的數據，經過美國 FDA 批准使用這些免疫療法藥物的癌症，除了肺癌和黑色素瘤之外，還有子宮頸癌、三陰性乳癌、腎癌、肝癌、頭頸癌，某類型的淋巴癌（Hodgkin lymphoma）等，而且對於不少癌症都是用於第一或第二線治療。免疫療法適應症廣泛，有些時候是單一使用，也有些時候是結合化療使用。例如雙免疫療法用於第一線治療某些擴散腎癌（如 IMDC intermediate and poor risk），大概有十分之一病人的癌細胞會完全消失。

另外免疫療法也有些適應症，並不是針對哪一個部位的癌細胞，而是針對某一些基因突變。例如是 microsatellite instability-high[1] 的各樣腫瘤，單用免疫療法的治療效果十分好。在傳統認為免疫療法無甚效用的擴散前列腺癌，亦曾經試過有一病例，在使用了幾針免疫療法後癌細胞差不多完全消失，而且沒有什麼副作用。病人胃口增加，體重亦慢慢回復到未有癌症之前。

1　Microsatellite instability-high 即高微衛星不穩定性。微衛星存在於 DNA 當中，若其有高不穩定性，則意味著擁有無法修正在複製 DNA 過程中所出現之錯誤的缺陷。因著這個缺陷，便會增加患癌風險。

免疫療法配合其他療法作為第一線治療的適應症正在快速增加，在可見的將來會成為不可缺少的抗癌藥物之一。

誤解三：免疫療法藥費昂貴，是因為「無良醫生」收得貴。

解答：其實即使在醫管局公立醫療體系中，免疫療法藥費也是昂貴的。公立醫院的醫生也不會因為用多了免疫療法而得到額外的收入。這些抗癌新藥的定價，其實與開發成本和藥廠的定價有一定關係。醫療通脹和醫療融資確實是一個大問題，但與其說是醫療問題，其實更多是一個社會公共財政和個人理財問題。有部分病人的確靠著醫療保險能夠負擔得到藥費。（當然也有人 pay out-of-pocket，即所用服務無法經保險報銷而要自掏腰包。）

此外政府也做了很多事，例如關愛基金會津貼某些腫瘤的免疫療法，有些病人甚至是完全免費接受免疫療法。

因此，不能說藥費貴就否定免疫療法的功效。

總結

現在治療癌症的西醫主流方法包括免疫療法，當然不是完美，也有未盡人意的地方。但醫生或者是醫療研究人員都會透過自己的知識，盡量推進醫學的發展，搜羅更多幫助病人的方法。大家所談及的資訊，必須建基於事實。

參考資料

Martins, F., Sofiya, L., Sykiotis, G. P., Lamine, F., Maillard, M., Fraga, M., Shabafrouz, K., Ribi, C., Cairoli, A., Guex-Crosier, Y., Kuntzer, T., Michielin, O., Peters, S., Coukos, G., Spertini, F., Thompson, J. A., & Obeid, M. (2019). Adverse effects of immune-checkpoint inhibitors: Epidemiology, management and Surveillance. *Nature Reviews Clinical Oncology, 16*(9), 563–580. https://doi.org/10.1038/s41571-019-0218-0

Vaddepally, R. K., Kharel, P., Pandey, R., Garje, R., & Chandra, A. B. (2020). Review of indications of FDA-approved immune checkpoint inhibitors per NCCN guidelines with the level of evidence. *Cancers, 12*(3), 738. https://doi.org/10.3390/cancers12030738

朝早用免疫療法效果好些？
時間醫學的重要

最近在一份國際期刊（*Lancet*）上，刊登了一篇非常有趣的研究。一個美國的團隊回顧了他們治療的四百個黑色素瘤（melanoma）的病人紀錄。黑色素瘤傳統上很難醫治，但近十年隨著免疫療法的興起，治療已經有很大進步。研究發現原來病人在下午四點半之前完成免疫療法的靜脈注射，生存率比下午四點半之後才完成靜脈注射的高得多！雖然這是一個回顧性的研究，當中可能存有一些未調整的偏誤，但研究結果確實有一定的震撼性，證實時間醫學確實重要。

免疫療法與中醫時觀

免疫療法常用的是注射一些藥物（checkpoint inhibitors）去刺激身體的淋巴細胞，令淋巴細胞這類免疫細胞自己攻擊癌症，達到治療效果。其實我們一直都知道身體的免疫系統和生理時鐘與日光很有關係，這也是很多感染性疾病一般早上會退燒，但到了下午或者深夜發燒特別嚴重的原因，免疫系統在日光的時間的確特別活躍。

但我認為這個研究還未足夠，應該再詳細研究是否在早上十二點前注射免疫療法有較高生存率。根據中醫的理念，早上至正午是陽氣上升的時候，陽氣盛的時候身體的正氣會強，午時（早上十一點至下午一點）是身體陽氣最旺盛的時候，要補充陽氣正氣的話應該借用天時之利，順勢而行。這就是為何傳統上有些補陽益氣的藥物要在早上服用，這樣可以借用天時陽氣上升的趨勢，「借力打力」，天人合一，治療的藥效可以事半功倍。

近十年香港興起做三伏天灸。其實天灸的概念與時間醫學也有很大關係。所謂冬病夏治，就是說一些虛寒症的疾病，例如鼻敏感和哮喘等，要在夏天陽氣最盛的時候，借用天灸的力量補助身體陽氣。其實一年的冬天就好比一日的深夜，一年的夏天就好比一日的正午。一日的陽氣變化，亦可以和施行天灸的道理一樣，借用天時陽氣盛衰的觀念，好好利用早上和正午的時間來醫病。

回到現實中香港腫瘤科的治療，慶幸的是一般注射這些免疫療法需時不是太長，很多時都是在還有日光的時候已經完成注射，所以一般很少人是在四點半以後注射的。唯獨是有些時候公立醫院等候時間較長，有可能注射的時候已經是下午或黃昏。

其實免疫療法並非只用於治療黑色素瘤，現在很多癌症的治療都有免疫療法在其中，例如常見的肺癌、腎癌、一些婦科腫瘤，或者是消化道的腫瘤很多時都要用這些 checkpoint inhibitors。將上述的研究結果引伸出去，其實大部分癌症治療最好是在早上開始，在黃昏之前完成。

睡覺要及時

西醫以往較少重視時間醫學，最多提及的是皮質醇大概會在早上九點開始升高，到夜間皮質醇下降，另一種激素褪黑激素慢慢上升，所以人便會覺得倦睏要睡覺。近年西方醫學也發現原來長期日夜顛倒地工作和睡覺，對身體會有損害，即使是一個夜晚不睡覺捱更抵夜地工作，身體的基因也會受到破損，長期的基因破損可引致癌症，所以長期的夜間工作已經被世衛列為一個致癌風險。假如現實許可的話，為了保持身體健康，應該選擇避免要在夜間工作的職業，當然有時現實並不容許。

經常有病人問我，可不可以晚點睡覺，朝早補回睡覺呢？其實夜晚睡覺是不可以用日間的睡覺代償的，因為身體的節律生理時鐘和天時的變化有關係，要保持身體健康一定要順應天時。很多人都知中醫很鼓勵十一點前睡覺，因為要養肝血。其實中醫有所謂十二經絡子午流注，即是說不同的時辰，身體的氣血會特別聚集於某一個經絡，例如子時丑時，即是晚上十一點到凌晨三點，是肝膽經所主宰的，這個時候睡覺可以養到肝血。正午十一時到一點，亦即午時，是心經所主宰，這個時候午睡一段短時間，可以補助心血。這個十二經絡子午流注，其實更常應用在針灸的時候有關穴位的選擇。

無論中醫或西醫，都會認為時間對於身體健康或疾病治療有著重大的影響，實在不容忽視。

基因編輯技術用於癌症治療 是秘密武器？

2020 年諾貝爾化學獎得主是參與研發基因編輯技術的美國女教授，2017 年前她到過香港，做過一些演講，相信她自己也沒有想到那麼快就得到了諾貝爾化學獎。基因檢測技術可以用於多種生物科技範疇，而其中一種重要用途就是用於癌症治療的一種細胞免疫療法。

首先免疫療法是一個很籠統的名稱，現在臨床最常用的是利用藥物 checkpoint inhibitors 以刺激身體的 T 細胞去攻擊癌細胞。但若單用一種免疫治療藥物，一般有效率只有三成左右。而近幾年有一種較為流行的細胞免疫療法—— CAR T 細胞，相信未來十年將會成為新一輪的熱潮。

CAR T 細胞療法的過程

這種細胞免疫療法暫時只是被批准用於一些頑固淋巴類癌症的治療，療效十分好（當然價錢亦非常昂貴）。首先講解 CAR T 細胞

這種療法是如何進行的。整個理念就是透過改造病人身體的淋巴細胞（T細胞），提升這一種細胞殺滅腫瘤的能力，令T細胞在身體內自動清除癌細胞。

首先要從病人身上抽血，再從血液中抽取T細胞，然後在實驗室中培植。過程中利用各種方法，例如用病毒感染的方法，又或者最新的用基因剪輯的方法，將一些特別的基因移植到T細胞裏。這些T細胞吸收了額外的基因便會產生一個在表面的受體 chimeric antigen receptor（CAR），而這種受體可以認得出癌細胞的一些表面抗原。

這些T細胞在實驗室培養分裂之後，待數量足夠的時候，就重新輸入到病人體內。因為這些細胞是病人自己的，所以不會產生排斥反應。這些加裝了特別武器的T細胞對身體的腫瘤細胞特別敏感，可以直接認出癌細胞而不受癌細胞所分泌的欺騙訊號所干擾——普通的T細胞正正就是因為受到癌細胞各種欺騙訊號干擾而不會去殺死癌細胞。

這些T細胞在體外加裝了這種特別武器，就好像漫畫《新世紀福音戰士》中的機械人 EVA，進入了「暴走」狀態。它們會在體內不斷循環游走尋找癌細胞逐一殺死，遇佛殺佛，直至癌細胞完全被消滅為止。

療法使用不當有可能危及生命

當然在現實上使用時也會產生不少副作用，而且不是每一種癌症都可以用這個方法治療。

最關鍵的是要找出一些只會在癌細胞上面找到的抗原，否則選擇了一些在其他正常細胞也廣泛出現的抗原，那麼這些「暴走」的T細胞就會把身體其他細胞也一併攻擊，危及病人生命。淋巴癌就最容易找得到，所以在美國第一批獲准使用作治療的就是各類淋巴癌。至於其他例如肺癌、肝癌、乳癌和前列腺癌等呢？其中前列腺癌獨有的表面抗原 PSMA 很有可能成為一個可供選擇的目標。其他癌症也有類近的表面抗原，對於其他癌症的 CAR T 細胞治療研究仍在進行中。

適用多種癌症的「罐頭」CAR T 細胞

至於基因編輯技術，除了可以取代傳統上使用的病毒，把額外基因滲透到淋巴細胞當中之外，基因編輯技術還可以改良 CAR T 細胞治療。

例如利用編輯技術可以拿走 T 細胞的 MHC class I 表面受體，那麼即使是使用其他病人的 T 細胞，也不會產生排斥反應。現在已經有公司慢慢開始培養適用於不同癌症的「罐頭」CAR T 細胞，可

以直接注射於病人，而無須每個病人都要抽取細胞才慢慢培植，至少可以節省幾個星期的時間。

　　雖然現在這種治療仍然是天價，但隨著技術成熟和這類罐頭 CAR T 細胞推出，相信在未來幾年應該會成為一種人人可承擔的治療。

CAR T 細胞免疫療法就是
下一個 Tesla？

事先聲明，本文不涉及任何直接投資建議，任何股票或基金價格可升可跌，一切投資決定請自己考慮清楚。

相信大家都會同意，未來十年整個新經濟爆發點，將會是醫療科技。而其中一樣最重要的醫療科技，是治療癌症的各種免疫療法。前文談過現在普遍用的藥物 checkpoint inhibitors，另外一種最為爆炸性的免疫療法，就是「細胞免疫療法」，而其中一種這幾年較為出名的就是 CAR（chimeric antigen receptor）T cell therapy。

完善初代 T 細胞技術的 CAR T 細胞

其實細胞免疫療法都有幾種，回到簡單原理，我們都知道其實身體裏面的免疫淋巴細胞，特別是 T 淋巴細胞（以下簡稱 T 細胞），是可以自己消滅腫瘤的，但是因為各種原因，T 細胞的功能受到抑制或者阻礙，在身體裏面無法有效消除癌細胞，所以癌症便會發生。根據這個理論，可以用各種方法強化病人身體內的 T 細

胞，以增強淋巴細胞的抗癌能力，回復用自身細胞攻擊癌症，癌症便會不藥而癒。

其實這個概念由來已久，第一代的T細胞療法，最為簡單叫做 adoptive cell therapy，方法是抽取癌細胞的組織，從中抽取癌細胞附近的T細胞（tumour infiltrating T cell）。這些T細胞能夠進入癌細胞附近組織，即代表它們可以認得到癌細胞的表面抗原，問題是它們得不到足夠的刺激，產生不了強勁的殺滅癌細胞能力。這些T細胞在抽取後可以在實驗室中打入一種淋巴細胞刺激因子（IL-2）去強化它們的能力，並且令它們細胞分裂，產生更加多數量的T細胞。利用化療清除病人身體的其他淋巴細胞後，就將這些已經強化了的T細胞重新注射回病人體內，令這些強化了的T細胞可以游走全身去攻擊餘下的癌細胞。另外也可以加強T細胞表面，變成癌細胞T cell receptor，令T細胞可以更容易認得出癌細胞表面的抗原，從而增加殺滅癌細胞的機會（即是粗俗的說法「點相」！）。

不過，第一代的T細胞療法的實際功效並不完美，其中一個原因是癌細胞有時不會把自身的蛋白抗原放在細胞表面給你認得出來（學名上稱為「MHC表達」）。簡單來說，即使有強烈的T細胞，但是這些癌細胞已經戴上了眼罩和口罩，T細胞根本無法認出它們，所以發揮不了攻擊力；而且癌細胞亦有其他阻止T細胞受激發的訊號。所以近這幾年出產的CAR T細胞是透過基因改造了的T細胞，起初的步驟都是抽取病人體內的T細胞，然後以基因剪輯技術加入一些強化的表面受體（receptor），亦即是所謂

chimeric antigen receptor。這種 receptor 和本身 T 細胞表面上的 receptor 並不一樣，chimeric antigen receptor 可以認得出抗原，不需要靠 MHC 表達，亦即是說就算癌細胞套著麻包袋都一樣認得到它！識別能力強很多。而且它不需要其他訊號去激活，只要一找到癌細胞這一種特別的 T 細胞，就會馬上發揮抗癌功效殺死癌細胞。這種 CAR 技術已經發展至第四代。

在 2017 年，利用這種技術治療頑固性的 B 淋巴癌症，獲得了美國 FDA 正式批准使用，療效十分顯著。即使在其他治療都已經全部失效的病人當中，也差不多有八成會出現反應，而且有不少能夠完全治癒。

CAR T 細胞技術的發展及前景

這種科技暫時雖然只有兩種癌症可以使用，但是對於治療其他各式各樣癌症的研究正在火速進行中，例如是頑固性前列腺癌，利用這種技術治療已經有初步的成果。

相信在未來幾年，將會有越來越多的癌症可以利用 CAR T 細胞或類近的細胞免疫療法得到痊癒。這種技術的普遍程度仍然只是萌芽階段，原因是這種技術對於實驗室要求非常高，需要有 GMP 認證。除了要絕對無菌操作，操作各種基因剪輯技術時所需要的環境，還必先要得到國際認可足夠安全才可以運作，而暫時香港還沒有這種級數的實驗室設備，需要和外國合作才可以利用這種療法。

其實本地兩間大學和科學園已經正在興建這種級數的設備，相信在不久的將來在全世界各地都可以普及使用。

現時為止這種療法是非常昂貴的，要完成整個療程差不多要二百萬港幣！但是隨著這種技術越來越普遍，再加上不同的科技公司競爭鬥快，相信價格會慢慢回落。假如這種療法真的非常有效，相信不少人或政府是不會介意付出昂貴的價錢完全治癒癌症。可以說這種免疫療法真的有機會成為醫學界中的 Tesla，實在令人興奮和鼓舞！

（按：因為篇幅所限，沒有詳細論述這種療法的副作用和這種療法的競爭對手，例如 Bi-specific or Tri-specific T cell Engager，有機會再說！）

CIK 療法

數年前，曾發生一宗以細胞因子誘導的殺傷細胞（cytokine-induced killer cell, CIK）治療方法來進行醫學美容的案件。

培植白血球的 CIK 療法

究竟什麼是 CIK 療法？ CIK 療法主要是用於癌症的治療。九十年代開始，有不少利用 CIK 療法治療癌症的臨床研究，例如是黑色素瘤、鼻咽癌和前列腺癌等。但到今日為止，CIK 大多數屬於實驗性治療，而並非普遍使用的療法。

CIK 療法其實亦屬於免疫療法的一種，原理是病人身體本身其實有對抗癌症的特異性白血球細胞，但因為特異性白血球數量不足，又或者是白血球細胞未得到激活，因此即使有對抗該癌症的特異性白血球存在，這些具有特異性的白血球不能發揮作用，令癌症生長不受控。

CIK 療法中，醫生要先抽取病人的血液，從中提煉某一種特異性白血球細胞，例如治療鼻咽癌，就要從血液中找出對鼻咽癌有殺

傷作用的特別白血球，並提煉出來，然後加入鼻咽癌的某些抗原，再利用干擾素等刺激這些有特異性的殺手白血球後，在適當的細胞培植上使這些殺手白血球細胞不斷生長，最後再把這些細胞重新注射到患者體內，這些細胞就會自動去攻擊和吞噬鼻咽癌。

環境及規格要求甚高

CIK療法過程繁複，而且需要良好的設備和高規格的實驗室才可成功，在香港用這種療法治療癌症不是十分普遍。香港大學醫學院臨床腫瘤科和澳洲昆士蘭大學從數年前開始合作，研究利用類似CIK療法的方法去對付已經擴散的鼻咽癌。

有文獻記載歐美地區和中國內地醫學院用這種方法治療各種各樣癌症，但技術的成熟和安全性不盡相同。

參考資料

Chia, W. K., Teo, M., Wang, W. W., Lee, B., Ang, S. F., Tai, W. M., Chee, C. L., Ng, J., Kan, R., Lim, W. T., Tan, S. H., Ong, W. S., Cheung, Y. B., Tan, E. H., Connolly, J. E., Gottschalk, S., & Toh, H. C. (2014). Adoptive T-cell transfer and chemotherapy in the first-line treatment of metastatic and/or locally recurrent nasopharyngeal carcinoma. *Molecular Therapy, 22*(1), 132–139. https://doi.org/10.1038/mt.2013.242

mRNA 疫苗原來可以治癌？

mRNA（messenger ribonucleic acid）疫苗技術其實已經發展了超過二十年，想不到 2019 冠狀病毒疫症竟然使這一種剛剛成熟的技術可以大派用場。除了用於對付 2019 冠狀病毒感染之外，mRNA 疫苗的重要作用之一，其實是用來醫治癌症！mRNA 疫苗可以算是免疫療法的一種，現在一般癌症病人所講的免疫療法，其實是 checkpoint inhibitors，只是免疫療法的其中一種。

mRNA 疫苗的製造過程與運作

究竟 mRNA 疫苗可以怎樣幫助醫治癌症呢？其實這是一種個體化（personalised）的治療。首先要抽取該病人的腫瘤 DNA，以及該病人正常細胞的 DNA，利用基因排序及電腦計算方法去分析腫瘤獨有的 DNA 基因突變（正常細胞是沒有的）。這一部分非常重要，因為若然分析錯誤，注射疫苗後有可能引發免疫系統攻擊自己的正常細胞。然後透過電腦估計腫瘤細胞表面上的抗原數量，現在平均每個病人可以找出大約二十多個特別抗原，抗原數目越多，免疫細胞能夠認得出癌細胞來進行攻擊的機率越大。

最後利用各樣機器去製造出能夠產生這些腫瘤特有抗原的 mRNA。這部分所需的技術非常困難，因為做得不好，mRNA 很容易會受損而失效。而且在儲存和運輸過程中溫度一定要合適，否則 mRNA 很容易會 denature（喪失生物活性），變成了無效的東西。因此，不少藥廠投資了很多時間和金錢在這種技術中。

下一個步驟是將這些成功製造出來的 mRNA 組合成為腫瘤疫苗。記住這種疫苗是個體性的，即是說只對某一個病人的某一種癌症有用，不能夠用在另一個病人身上。這些 mRNA 在注射後會走到身體的 antigen-presenting cell，mRNA 進入了這些特別的細胞之後，便會在這些細胞的表面產生腫瘤的特異抗原。這一種細胞厲害之處是可以加強對免疫細胞（又或者淋巴細胞）的「免疫教育」，亦即教育淋巴細胞去認出這些抗原，激發淋巴細胞的免疫力。當淋巴細胞受激活，認出癌細胞之後，便會游走全身尋找癌細胞去攻擊，達到了自身免疫去治療癌症。而且淋巴細胞會不斷產生記憶，然後不斷複製，直至全身癌細胞消失為止。因此，這種疫苗雖然不是只打一次，但打了一個週期有效之後，不似其他藥物需要長期打針。一旦產生效用，效力可以維持一段時間，甚至可以一生有效，這是因為淋巴細胞的壽命很長，而且記憶力幾乎是永久的。

這療法聽起來好像是最強武器，但很多時要發揮最強功效，需要配合其他的免疫療法，例如現在常用的 antiPD-1/PD-L1 抗體療法，已經有初步的臨床數據證實對於黑色素瘤有很好的效果。第三期的臨床研究和治療其他癌症的研究仍然在進行中，相信數年後臨

床數據成熟，這種治療方法將會成為骨幹療法之一。不過，這種療法最大的困難是製作過程複雜，而且成本昂貴，相信只會在發達國家當中找得到，而且在正式推出市面時會是天價。

參考資料

Medical areas of Focus & Modalities. Moderna. (n.d.). Retrieved July 1, 2022, from https://www.modernatx.com/research/medical-areas-of-focus?fbclid=IwAR2USODg 5dPTFS2fkGcMDl9q17IrUk_M-IWMoh5gfvoKK1wA-xQHgmlkW-0

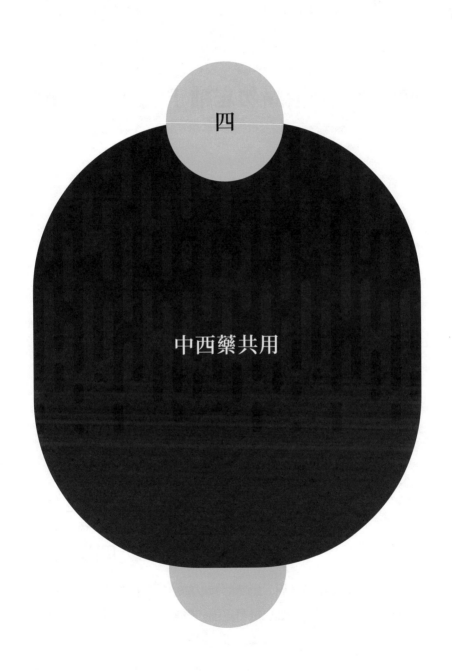

四

中西藥共用

治癌勿忘補正氣

一位大約五十歲的女士，因為肺癌擴散來求診，希望用中西醫結合的方法治療。

她的癌症是一種現在香港頗為普遍的 EGFR 基因突變肺癌。她來診的時候已經服了大約一年的第一代標靶藥物，病情本來已經受到控制，但問題是肺裏面的腫瘤慢慢增大，已經出現一些抗藥性。不幸的是經過抽血檢查也找不到可以使用第三代標靶藥的 T790M 病變，病人又不想利用化療治療，於是希望用中西醫結合的方法治療病情。

病人原來在幾年前（即四十多歲時）已經收經，那麼早便收經在香港較為少見。從中醫角度看，病人當時的病情屬於氣陰虛弱，加上有熱毒和瘀血，吃了大概兩個月的中藥後，無論是舌頭和脈象都顯示病情有好轉的跡象。病人也維持正常上班，沒有太大的影響。

後來一次覆診病人說，她突然有以前那些來經前頭痛和胸部不適的感覺，把脈的時候發現是月經前的脈象，我便告訴她應該快要來經期。她聽了之後甚為吃驚，難以置信。

正氣受損致假收經

幾年前她還算年青，那時候之所以收經並不是真的因為到了正式收經的更年期。細問之下原來幾年前她家中發生了一些事，她的爸爸也是患了癌症，幾年來為了照顧爸爸，生活非常辛苦，經常撲來撲去，又不得安睡，而且心中一直擔憂爸爸的病情。以中醫角度而言，其實她當年已經因為各種事情操勞過度，損傷了肺部的氣陰，血氣也不足，所以月經便停了，用簡單的話說就是身體都已經沒有額外的本錢去造經血。所以那不是真正生理性的更年期，只是身體虛弱的跡象。幾年後她便發現得了肺癌。

中藥治癌的方法跟西藥的治療理念有點不同，卻可以說是相輔相成，各有千秋。

西藥的標靶藥主要是直接針對癌細胞，中藥治療除了透過清熱解毒抗癌以外，也要調節病人的體質，即是所謂扶助正氣。正氣除了是代表現今所說的免疫力之外，其實也包含了身體的「本錢」。身體的正氣強，癌細胞便會受到抑制，即是中醫所說的「正氣存內，邪不可干」。

所以，治療癌症不能單用很強的毒藥去攻邪，亦需要適當的扶助正氣。但另一方面又不可以只是為了想補氣血而單單服用過量的補品，因為假如邪氣（即癌細胞）受不到抑制，再補氣血也是枉然，徒勞無功，這是因為活躍的癌症會不斷消耗身體。

病人後來再覆診，確實發現自己重新來月經了，這是氣血回復的跡象。跟著病人問，那麼更年期以後的病人是否可以透過中藥重新來經？答案當然是否，因為人順其自然而進入更年期，這是天然的過程。中藥可以幫助更年期提早了的人，卻不能延長正常人應該迎來更年期停經的歲數。

病人聽過解釋後很滿意。臨走的時候她卻笑著埋怨我，又再重新給予她每個月的煩惱。

中藥處方
就等於電腦寫 code

　　不時有病人向我表示覺得中藥療效非常神奇。近來有幾位病人本身只是希望治療皮膚病的，經過治療後，除了皮膚以外，情緒和其他問題也一併好轉。他們問我中醫藥是如何做得到的呢？簡單而言，中醫看人是以一種整體觀念，整體調理以後身體各樣東西也會好轉。話雖如此，但實際情況複雜很多。

寫複方猶如打 program

　　曾有報紙記者訪問我，想了解中藥一條處方有那麼多種藥，少則七八種，多則十多二十種，甚至超過三十種藥，究竟當中是如何互相配搭發揮功效？我回答說我以前中學年代有寫 program 的（即電腦編程，那時用 Visual Basic、C++，現在這些方法已經收入博物館了），其實中藥調理身體的方法就如人體健康的 coding（編碼）。記者聽完之後一頭霧水，在此要多加詳細講述。

　　中醫認為人體是一個整體系統。所謂五臟六腑十二經絡，正正是人體各個器官系統之間的重要部分，每個器官系統之間互相溝通

和功能上的協調，對我們身體的正常健康和陰陽平衡最為重要。這一個系統就等於電腦中有 CPU，有顯示卡 GPU，有各種記憶體，有硬碟，又有軟碟等其他設備，互相之間必須好好溝通協調，否則電腦根本不能工作。又正如我們電腦及電話的作業系統，例如 iPhone 的 iOS、三星手機的 Android、手提電腦用的 Windows，是最為核心的部分。平日電腦和智能電話要進行工作，主要是依靠各種程式所運作，有時如果一個程式出現問題又或者安裝不當，會拖累裝置的功能及速度；或者智能電話用得久了，儲存了太多垃圾亦會越用越慢。這時就需要整理一下電話，看看需否刪除不需要的程式、資料或數據。另外，不同的作業系統不時都會發現各種安全漏洞，所以久不久便會有「自動更新」去調整各個系統的運作和安全性。

按著以上道理，對中醫而言，人體的結構就像電腦軟件，所謂五臟六腑十二經絡，其實只不過是不同的 app（程式）。當五臟六腑出現陰陽失調或者自身有問題的時候，便會影響全身，此時就需要利用中醫藥重新調整，debug（除錯）或者更新各個 app。例如肝火盛的時候，需要利用中藥野菊花、龍膽草瀉肝火；肝陰血不足時就要用枸杞子、天冬、麥冬養陰血；肝氣鬱結時就要用香附、柴胡來疏肝氣。以上都只不過是一些例子，單單是肝這一個系統，治療的方法已經有很多，有平肝、柔肝、瀉肝、疏肝、養肝、鎮肝等，還要考慮肝臟和其他五臟六腑之間的互相影響，例如肝氣過盛會影響脾臟引起肝氣犯脾而致的肚瀉；持續肝陰不足會引起腎陰不足；肝火盛又可以傷肺，引起長期咳嗽。總言之要調理五臟六腑中

任何一個臟腑時，很多時要利用藥物同時間兼顧身體的其他臟腑，因為各個部分其實是一種協調。

治病難在協調和平衡

很少情況下可以只集中治療一個臟腑就治好疾病（一般的外感，或者簡單咳嗽就是這類例外情況）。對於長期病患，很多時五臟六腑經絡都有各種不同問題，雖然有主次之分，但用藥必須兼顧到每一個方面，才可以把這些長期頑疾治好。例如各種免疫系統疾病、皮膚病、癌症和各種精神問題就屬於這個情況。

所以，有時越複雜的病，處方藥物的數量就越多，因為每一種中藥就好像 program 的一段 code，越多中藥就可使我們循更多地方入手，改寫編碼。當然越多中藥，便越要考更多功夫了，因為中藥之間可能會互相衝撞。

治療身體的疾病，就好像是為一個系統和軟件做更新和除錯。寫過程式的人都會知道除錯的過程是十分痛苦的！特別是系統中 program 行數已經越積越多，正所謂牽一髮動全身，要改良一個龐大的系統或軟件，例如 Windows、Microsoft Office，比由零開始設計更花時間。這就是不少軟件經多年來更新多個版本後，會變得越來越慢、越來越不好用的原因。因為程式之大，已不知可以從何入手。改了這一部分，又會影響另一部分，甚為頭痛。

中藥治療也是一樣，有些長期病患實在很難短期內馬上改變，因此這些病在年青的時候較容易治療。例如濕疹，或者一些情緒問題，又或者長期失眠，其實是年紀越小越容易醫治。當病的時間越久，有些甚至超過十年，當中身體很多問題盤根錯節，即使利用很多中藥去改 code，也是非常頭痛，要花很多時間抽絲剝繭。

再舉一個例子，就是舊樓翻新，或者是裝修後要執漏，結果可能是比重新裝修單位或者重新建築更複雜、更花時間，道理是一樣的。

循序漸進改善狀況

無論治療癌症或者是皮膚病，身體的調理要有階段性。有些時候第一次主要是清熱毒，第二次加強養陰，有些時候是益氣等。每一次見醫生的時候，目標及階段都不一樣，所以用藥都有不同，很少一條方用到老。對於長期病患更是萬萬不能，否則可能會有危險，這是很多人不知道的問題。

就正如有病人問，為何不處方靈芝、雲芝給他，而其他病人又有呢？答案是因為這位病人未到可以用這些補品的階段。

中藥的複雜和奧妙之處，可能真的是要學過寫 program 的人才會明白當中的藝術。

　　另一方面，針灸的道理也是一樣。身體那麼多個穴位其實都只不過是一堆 switch（開關）。不同穴位開合，就等於舊時第一代電腦都有不同的 switch 一樣。人體跟你的電腦非常相似，無論硬件軟件維修都是同一道理。

如何減低中藥與
化療相沖的可能?

　　很多人因癌症來求診時都很擔心同時間又用化療又用中藥會否有衝突,亦即是俗稱兩者會「撞」。有一位病人做膽管癌手術後化療,化療前用了一些中藥去調理身體以健脾益胃。做了一次化療之後出現白血球指數低的併發症,身體卻沒有什麼症狀。病人擔心是不是中藥令到白血球低呢?我幾乎可以肯定的回答,白血球低和中藥沒有關係,反而是化療的劑量需要稍為減低,或者利用白血球針提升白血球。

　　為什麼可以這樣肯定呢?這是基於對中藥和西藥藥性的認知。

中藥較少影響白血球

　　首先,一般健脾益胃的中藥,例如參苓白朮散等,對免疫力有提升的作用,不會導致白血球降低,反而在打化療針後大概一星期左右白血球會開始降低(每種化療藥物使白血球降低的時間和日數都有不同)。每種化療藥物對於白血球降低的幅度也有不同,一般化療藥雖然是按身高和體重去決定藥物的劑量,但有部分病人因為

身體的脂肪和肌肉量較少，有時即使按身高和體重去計算劑量，實際上之後也會出現白血球過低的問題。這個問題容易解決，只要調校劑量和利用白血球針便可以了，又或者透過中藥增強氣血的方法也有一點幫助。

但假如在化療的同時用一些藥性很強的中藥，例如紅豆杉，又或者有毒性的中藥，例如蟾酥、蟾皮，的確有可能會令白血球降低，因為這些中藥和化療一樣也有細胞毒性。

所以關鍵是接受化療的時候，若要同時使用中藥便需要懂得配合，兩者便會相得益彰。任何未經認識便提出需要停中藥或西藥，未免有點「一竹篙打一船人」的感覺。

中醫熟悉西藥可使療效更佳

化療藥物常用的有幾十種，每種的藥性都有不同。再加上現時越來越多的標靶藥，又有免疫療法甚至是混合療法，每一種的藥性和副作用都有不同。以往一些舊的中醫書本說，化療都是寒涼的藥物，其實並不是如此。例如乳癌病人常用的「紅針」，亦即化療藥物 anthracycline 類別，實際上在中醫角度是一種熱性的化療藥。病人打針後會有口腔潰瘍、牙肉腫痛、喉嚨痛，甚至小便赤痛的症狀。中醫在此時要處方輕量養陰清熱的中藥紓緩副作用，不能夠單用溫陽補氣血的中藥。

另外一種化療藥「白針」，亦即是紫杉醇類藥物，病人打針後會出現手臂麻木，天氣冷的時候更加嚴重，會有輕量水腫和關節痺痛。這些藥物從中醫角度看屬於極度寒涼，若用中藥需要加上溫陽通陽氣和關節的藥物。這些都只是簡單例子，其實每一種化療在中醫看來屬性都有不同，所以利用中藥時需要熟悉西藥的特性，令兩者可以更好地配合。

其他例子如肺癌 EGFR 基因突變所用的標靶藥 afatinib（阿法替尼），又或者腸癌病人所用的 cetuximab（西妥昔單抗），都會令病人口腔出現潰瘍、面部出現類似暗瘡的紅疹，甚至會有肚瀉的症狀。這類藥物屬於濕熱重，若然使用，可用利濕熱的方法減低副作用。不少病人使用免疫療法後都會出現氣虛，這時可以用補氣益氣的方法減低疲倦。但是也有人用了免疫療法之後會出現全身紅疹，反而有虛火，這個時候中藥又要變陣。

所以中西藥互相配合需要兩者互相認識，這樣兩者才可以更好地配合使用，更好地幫助病人了。

中藥配精準電療
減副作用並增治癒率

　　電療，正式名稱為放射治療，是對付癌症重要的治療手段之一。原理是將高能量放射線集中於腫瘤上，從而破壞癌細胞基因，令癌細胞凋謝死亡。電療是非常有效的治癌方法，成本效益甚高。但不少病人聽到電療便憂心忡忡，頓時想到一連串副作用：口腔潰瘍、皮膚灼傷和掉頭髮等。這是一個誤解，現今電療副作用已經大為減輕。假如不是在頭頸部和腦部進行電療，根本不會有口腔潰瘍或掉頭髮等副作用。

電療進步，爛口脫髮非必然

　　經常有醫學生問，電療是否殺不死癌症呢？其實不然。若電療劑量夠大，基本上沒有癌細胞治不好，但關鍵是能否避免或減低波及癌細胞附近的健康正常組織。近十多年，定位技術成熟，電療已經非常精準，大大減輕對周圍正常細胞組織的傷害。另外，根據內地中醫藥研究，有中藥可減輕電療副作用，保護身體正常組織。兩者若配合，有可能可再提升電療劑量，增加治癒機率，同時固本培元，相得益彰。

電療副作用一般分為早期和長期。早期副作用即在電療期間或電療後一兩個月出現。長期副作用,在電療後約三個月到半年才出現。兩者副作用略有不同,中醫藥治療方法也有分別。

清熱養陰,按副作用處方

整體來說,電療在中醫學中可視為「火邪」,治療概念是清熱養陰。以下列舉一些不同癌症電療後的副作用及治療方案:

・頭頸部癌或鼻咽癌電療:

電療中後期會有口腔潰瘍、口乾、皮膚灼傷、進食時疼痛等副作用。治療可以用養陰生津的中藥,例如沙參、百合、石斛等。若口腔潰瘍流血流膿特別嚴重,可加上清熱解毒中藥,如連翹、黃連、玄參、敗醬草等。

・乳房手術後的電療:

一般電療後有輕微皮膚灼傷,可用養陰清熱的中藥治療。若有滲水發炎的嚴重情況,就加上生薏米、黃芩、紫花地丁等。

・肺癌或是其他癌症轉移肺部的電療:

電療後約六星期左右會出現不同程度的肺炎,病人有乾咳、氣喘等情況。治療可用清肺養陰的中藥,如沙參、玉竹、天花粉等。

• 腹部電療，如胰臟癌電療：

很多時會出現肚瀉、作嘔，可用健脾化濕益氣的中藥，如香砂六君子湯。如電療引起小腸黏膜受損，內地研究初步顯示用養血的四物湯可以促進小腸黏膜復原。

• 前列腺癌電療：

出現尿頻、尿急、尿痛、大便出血、肚瀉等副作用，可用清利濕熱的中藥。

• 大範圍的骨頭電療：

會引起骨髓功能不足、白血球和血小板不足，甚至貧血。內地研究發現用益氣養血的歸脾湯和人參養榮湯，可以改善骨髓功能。

中醫藥如何紓緩化療和免疫療法的副作用？

　　十年前治療癌症，大都以化療為主。到後來慢慢有標靶治療，近這六七年以來，免疫療法的其中一種 checkpoint inhibitors 慢慢成為治療癌症藥物的骨幹，可以說與化療鼎足而立。在某一些癌症，例如乳癌（無論是早期或者是擴散後）、肺癌、頭頸癌等，化療和免疫療法在適當的情況下可以有相得益彰的效果，所以有時會混合使用。但是兩者混合使用，副作用有可能加重，這個時候用中醫藥就可以幫上忙。

常見化療副作用與對應藥材

　　先說化療，最常見亦最多人知道的就是打了化療針之後會有作悶作嘔、食不下嚥的情況。但是其實現今的止嘔藥已經非常厲害，我經常和做化療的病人說，現在已經很少病人是因為打了化療針之後而不斷嘔吐。話雖如此，很多嘔吐確是控制住了，但病人總覺得飽飽滯滯，成天嗝氣，胃口甚差。這方面針灸可以有很大幫助，首先可以利用針灸針刺在足三里穴和內關穴，達到止嘔行氣益胃，幫助消化。另外中藥可以按照病人體質和病況，使用行氣化痰止嘔的

中藥，例如是紫蘇梗、法半夏、生薑。再嚴重一些的嘔吐還需要加上旋覆花和一些礦物類的中藥。至於胃口差，可以利用健脾胃的中藥，以往較為常用的是雞內金，但要小心這個中藥若然過度使用，或會損傷胃部，使用前務必請教中醫師。

另外一種經常見到的化療副作用，就是骨髓抑制，即是血小板白血球不足，又或者是病人俗稱的「抽血唔合格」。遇到這樣的情況很多時化療便會延誤，有病人甚至要減少藥物的劑量。若然白血球低的話，西藥有所謂白血球針，可以刺激骨髓的白血球生成。但有些病人打了針以後，會有周身骨痛和發燒的副作用。血小板不足也是頗為常見，這方面西藥沒有一個很好的辦法去提升血小板。有一些刺激血小板生長因子的藥物也有一定的功效，但始終不是最正規的適應症。很多病人聽過煲花生衣，再加一些紅棗水，可以提升血小板和血色素。這方法得到廣泛傳播，所以近年藥材舖的花生衣價格以幾倍上升。

花生衣含抗氧化物？

花生衣的確能夠提升血小板，但很多人用錯了方法所以達不到效果。

第一是花生衣買回來的時候，有時看似很骯髒，但不要過度沖洗，亦絕對不要過度浸泡在水裏，因為花生衣的有效成分很多是高度水溶性的，若然浸泡太久，很多成分都會隨水流走，那麼喝起來

就沒什麼用。煲的時候大概用一碗花生衣,再加幾粒南棗,用猛火煲至水滾後,轉為文火,煲十五分鐘就已經足夠,最多只可以煲大約三十分鐘。若然煲的時間太久,藥效也會被揮發。煲完的水可以不間斷地在日間飲用。另外較為簡單的方法是服用一些已經濃縮的中藥粉,用水沖服更為方便。

我曾經委託一個化學實驗室做了一些實驗,研究一下這些用水煲出來的有效成分究竟是什麼,發現當中不同的化學物質都是抗氧化物,換言之有可能花生衣當中的有效成分就是一些抗氧化物,保護了血小板免受化療藥物的 oxidative stress(氧化壓力)破壞,但這方面都只是一個假設。日本方面的研究則認為花生衣裏有一些類似於刺激血小板生長的因子。若想使用中藥去提升血小板、白血球,其實有時單靠花生衣和南棗並不足夠。

調理氣血解化療不適

很多時化療所影響的骨髓抑制,在中醫看來都是氣血虛弱的表現,一般可用益氣養血的藥材,例如當歸、北芪、熟地、西洋參等,這些都可以補養氣血,提升骨髓的功能。不少病人都知道服用四君子湯、四物湯,甚至是八珍湯都可以提升氣血,這是沒有錯的,但要留意癌症病人本身很多時在中醫角度都虛實夾雜。曾經有病人在化療期間自行服用八珍湯,希望補充氣血,提升白血球,但服用了幾天後,整個人都很不舒服,出現胃脹和覺得渾身很重。原來這個肺癌病人血瘀的情況很嚴重,單是用補益的藥物可能會適得

其反。後來我在藥方中加入了一些行氣活血的藥物，情況馬上有改善。所以一句到尾，簡單的花生衣和南棗沒有什麼問題，病人在家中用一用也無妨，但若然血小板和白血球沒有太大的改善，就應該服用處方的中藥更為有效。

此外，腸癌和乳癌患者很多時打了化療針之後都有手腳麻痺等神經毒性症狀，很多時西醫的方法只是等待身體自己回復。維他命 B 在這個情況下其實沒有什麼幫助。唯一有效是一些有抗抑鬱能力的神經止痛藥，但主要都是止痛，對麻痺感很難有什麼幫助。中醫認為這些都是血痺，即是血無法益養周圍的經絡。中藥治療就用養血活血的方法，例如當歸、雞血藤等中藥幫助。有些時候再加上陽氣虛弱，用一些溫陽的中藥，最後再加上針灸的方法可有改善。以往我還在香港大學工作的時候，曾經和中醫學院的勞力行教授合作，轉介了一些病人作針刺研究，發現對於早期出現手腳麻痺的病人而言，針灸最為有效。

最後有一些化療藥會使色素積聚，例如是長期打 pemetrexed（培美曲塞）及 capecitabine（卡培他濱），再加上一些癌症病人的體質本質就是血瘀，所以有些人打針後皮膚長期都是黑黑暗暗的。在中醫治療方面可以利用活血化瘀，再在適當的時候加上生津養陰的方法，能使皮膚的情況有所改善。另外部分病人打了某些化療針後頭髮會脫落，化療後加上一些補肝腎和補血的中藥，有助改善這種情況。

免疫療法以「氣」為本

最後說說免疫療法的副作用。免疫療法的副作用有不少，但嚴重的卻是罕見。最常見的是身體感到非常疲累，而且又開始出一些皮疹。身體疲累在西醫來說是因為免疫系統受刺激了，就好像打了新冠病毒肺炎疫苗一樣，免疫系統一活躍，釋放了一些發炎因子，身體便會感到疲倦。曾經醫治過一個病人，他患的雖然是前列腺癌，但他的癌症有一種特別基因變異，照道理可以使用免疫療法治療（一般前列腺癌利用免疫療法是沒有功效的），但打了第一針之後，病人異常疲累，差不多有一星期多出不了街，經常要臥在床上，並且周身骨痛不斷出冷汗。後來第二針的時候把藥物減半，但結果仍是一樣，病人依然非常疲倦，而且身體日漸消瘦和不斷出冷汗，中午以後卻會有一些發燒。後來我認為中藥對他可以有幫助，就叫他同時間服用補中益氣湯，益氣健脾。結果效果非常顯著，他的太太說他吃了兩天中藥以後，疲累的感覺已經消失得七七八八，而且可以重拾行山的嗜好！

由以上的例子推斷，免疫療法引起的疲倦，就中醫而言，是因為利用免疫力去醫癌，會動用身體的「氣」，所以如果本身氣虛的病人，利用免疫療法後會有非常疲累的情況。

由於每個病人的情況和體質都有不同，中醫藥雖然能夠幫助紓緩西藥的不適，但每位病人使用中藥之前，務必先請教註冊中醫師。

抗癌中藥即低劑量化療？

有次在香港中央圖書館做講座，題目是中西醫雙方治療癌症所用方法的異同。相信大家都知道中西醫手法很不同，但在講座中我也提到其實中藥和西藥都有共通之處，其中之一就是化療。

化療從草藥而來？

很多人以為化療副作用大，中醫一定反對化療的。但正如我在講座中所說，其實有一些化療藥是從植物提煉出來的，例如治療大腸癌的 irinotecan（伊立替康），這種藥就是從產於中國的喜樹（*Camptotheca acuminata*）提煉出來的；至於另外一種化療藥紫杉醇，一般用於治療乳癌和前列腺癌，就跟中藥紅豆杉這種植物屬於同種。因此，喜樹皮和紅豆杉這兩種中藥，其實都有細胞毒性，亦即有類似化療的作用。當然現在這兩種中藥已經越來越少用，但仍然有一些中醫會用的，若然用量過大，都會出現痾嘔肚痛、白血球血小板下降等跟化療後相似的副作用。

當然現在的化療大部分都已經是化學合成，而不是從植物中提煉出來。中醫學中的抗癌中藥也有很多，並不是只有上面所提及的

兩種。常見的中藥抗癌藥物，一般都是藥性較強的藥物，有一些是強烈的清熱解毒藥物，例如白花蛇舌草和半枝蓮，也有一些是破痰化瘀的藥物，例如黃藥子、山慈菇、三棱和莪朮等，總之中藥當中有一定抗癌作用的其實也有不少，不少在實驗室也有相應的研究數據支持。但一般來說，因為草藥並不是提純了的藥物，而且靠口服吸收，所以無論功效、毒性和在血液中的濃度都不會有西藥的化療藥那麼高。

那你可能會問，抗癌中藥在血液中的濃度不高，那麼從西醫的角度，利用中藥來抗癌有沒有科學根據呢？

持續進行的低劑量化療

在西醫腫瘤科來說，以往有一種用了幾十年的特別化療方法，就是用口服持續而且低劑量的化療，來治療一些頑固性的腫瘤，英文學名叫做 metronomic chemotherapy，中文則多稱為節拍化療或鐘擺化療等。Metronome 這個字的意思是節拍器，有接觸音樂的朋友都知道，節拍器會不斷地、持續地發出聲響，應用到化療上就等於這種化療是持續且每天進行的，和週期性的傳統化療很不一樣。

傳統化療是每三星期或者四星期打一至兩針。通常打完針之後的幾日最辛苦，因為這幾天藥物在血液中的濃度很高。打完針之後的兩至三星期主要是要休息，讓骨髓能夠回復正常，準備下一週

期。傳統化療的理念是當藥物在血液濃度到了一個治療水平，就可以利用毒性去攻擊癌細胞。

Metronomic chemotherapy 就不一樣了，它的主要原理是利用口服持續但低劑量的化療，一方面減低毒性，另一方面是在血液中產生非常低的化療劑量。這個低劑量的化療並不是希望直接攻擊癌細胞，而是透過攻擊癌細胞附近的血管的上皮細胞，從而慢慢地阻截癌細胞的血管供應，令癌細胞慢慢壞死。這是傳統理解的機理，但近來的研究發現 metronomic chemotherapy 的功效還有其他呈現方式。原來利用某些化療進行低劑量治療，可以降低壓抑其他淋巴細胞功能的 regulatory T cell（調節 T 細胞）的數量，從而間接提高了身體的抗癌免疫力。另外這種化療也可以刺激身體其他的免疫細胞，例如 dendritic cell（樹突細胞）等，間接地提高了抗癌能力。至少，在實驗室當中見到這些現象。但相信 metronomic chemotherapy 還有其他作用靶點。

Metronomic chemotherapy 在西醫來說以往並不常用，主要是用於一些較為晚期的腫瘤，而且已沒有其他藥物可用的情況下；又或者用於年老病人上，因身體無法抵抗傳統化療。常見例子有利用口服化療 cyclophosphamide（環磷酰胺），可治療頑固性的乳癌和前列腺癌，作為一種姑息性治療。此外也有用於鼻咽癌中。

雖然現在是免疫療法和標靶藥物盛行的年代，利用這一種低劑量的口服化療其實越來越少，但是近幾年這種療法又再重新得到醫

學界的重視，主要是因為發現免疫療法很多時單獨使用的話治療效果並不好，配合一些化療可能功效更好，但利用大劑量的化療又有可能減低身體的免疫力，所以配合這一種低劑量口服化療就最為合適，當然相關的臨床研究仍在進行中。

中式 metronomic chemotherapy

話說回來，不少抗癌中藥都有輕量的癌細胞毒性，而且中藥一般是每天服用的，所以治療起來功效就非常類似 metronomic chemotherapy。更為優勝的是，一般中藥都是複方，當中的藥物有很多，有時同一類別的抗癌中藥，可能會重複使用兩至三種，再加上中藥的特色是從多角度治療身體，毒性副作用一般較為溫和。例如可能是兩種清熱解毒的中藥，配合三種化痰散結，再配合兩種活血化瘀的中藥等，就好像變成了多角度治療的 metronomic chemotherapy。從此角度研究下去，可能會發現如何能適當運用中醫藥抗癌的功效，達到更好的治療效果。

由此可見，隨著醫療科學發展越益發達，中西醫用藥物抗癌的理念越來越吻合了！

雖然 metronomic chemotherapy 這種古舊療法重新得到注目，但現在很多混合 metronomic chemotherapy 及其他抗癌治療都還在研究階段，現階段不能取代傳統的化療，特別是第一和第二線的治療，所以讀者若然要採用 metronomic chemotherapy 或者中醫藥治療癌症，必先請教自己的主診醫生或中醫師。

中藥紓緩癌症（上）：
調理肺脾腎退積水

中晚期癌症病人，因為癌細胞擴散，影響了器官功能和身體機能，出現不少症狀，其中最常見的併發症是胸腔或腹部積水。病人因而經常進出醫院，十分困擾。

若結合中西醫治療，應該可以減輕病人不適和減少進出醫院。

每一次住院，對病人身體和精神都是很大負荷。很多病人入院後身體轉差，因為醫院環境不及家裏舒適；更常見是老人家住院數天後，出院時雙腳乏力，無法走路，需要一段時間的復康訓練才可以重新行走；加上醫院有感染惡菌的風險，所以無論中西醫，都不希望病人長期住院。

現在的腫瘤學概念，就是希望病人少住院，盡量安排門診治療和在家中照顧。即使需要入院，日子也越短越好。但無奈的是，腫瘤病人因為病情或藥物引起的副作用，要經常進出醫院。

胸腔積水，呼吸難胸口痛

因肺癌、乳癌引起胸腔積液，或胃癌、肝癌引起腹部積水，都是常見併發症。胸腔積水會引起呼吸困難、胸口壓痛。腹部積水則可引起肚脹、大便秘結、進食困難、嘔吐等問題。

西醫以紓緩治療為主。以胸腔積液為例，嚴重者可能需要穿刺治療，抽取胸腔積水，令肺部慢慢重新擴張。病人一般稱為「抽肺水」。若然肺水多，需要留院幾天，因為每天最多只可以抽約一公升肺水。若「抽水」太急太多，會出現肺氣泡水腫，令呼吸更加困難。醫生抽走胸腔積液後，會在胸腔注射藥物，令胸膜產生輕度發炎而黏連起來，希望減少胸腔水液再度積聚，這是俗稱「黐肺」的肋膜黏連術（pleurodesis）。惟這方法不是一勞永逸，很多時即使在胸腔注射藥物，胸腔積液也會慢慢積聚，只是積聚形態和地方不同了。若胸膜積液反覆出現，現在可考慮另一種方法，置入胸腔導管（intrapleural catheter），每當需要放水時，可以在門診透過一個獨特藥樽，按需要來排水，毋須反覆進出醫院做穿刺。

腹水頑固難收阻進食

腹水的情況也差不多，但利用穿刺技術抽腹水，每次可抽四公升或以上。有些病人排放腹水後，需要注射一些蛋白質，減少出現低血壓的風險。頑固性腹水通常出現在卵巢癌、胃癌、腹膜癌、乳癌轉移腹膜或肝癌等。頑固性腹水的病人，抽水後腹水很快又再

積聚，阻礙進食，令人非常不舒服。輕度的腹水，可以嘗試用利尿藥；但是嚴重腹水，藥物療效不太理想。

對於胸腔積液和腹水，中醫認為，身體之所以有水液停留，是因為肺、脾、腎三者陽氣虛弱。三個臟腑都和水液有關，肺、脾、腎分別主宰了人體上中下三部分的水液運行，三個臟腑陽氣正常運作，就不會產生水腫和積水。所以腫瘤引起身體積水，和這三個臟腑功能減弱有關係。

補氣溫陽結合排水中藥

中醫治療腹水和胸腔積液，不會單靠補氣、溫陽，通常要結合排水藥物，例如有利小便作用的茯苓、澤瀉、豬苓、車前子等。另一方面，不可以單用利尿藥物，因為會損傷身體正氣，所以通常兩方面結合使用，相得益彰。

若病人腹水或胸腔積液較嚴重，要配合藥性較猛烈的中藥方，例如葶藶大棗瀉肺湯、十棗湯、己椒藶黃丸等幫助排水。但要注意，這些方藥雖然療效較顯著，但部分中藥有小量毒性，使用劑量和時間需要好好掌握，中醫亦要小心辨證論治，病人切勿自己買藥，否則很容易出事。

水腫看似簡單，但當中有不同的原因。中西醫合作治療，可以更有效地幫助病人。

中藥紓緩癌症（下）： 益氣健脾，食得瞓得

中醫藥在處理癌症一些症狀上，確實有優勝之處。

上文討論了中醫藥如何幫助紓緩胸腔或腹部積水，這一篇再談胃口差、疲倦、白血球和血小板低下的問題。

胃口差：改善消化，解滯通宿便

很多癌症病人胃口差，原因涉及多方面：有的可能是接受化療後感到惡心嘔吐；有的可能是因治療產生味覺變化，以往覺得美味的食物，已經不像以前的味道；也有可能是因為情緒低落而引起胃口不好。

西醫所用的止嘔藥功效很好，已經很少見到病人因化療引起劇烈嘔吐。但治療胃口差的西藥卻很少，臨床上醫生最常用是一種輕量荷爾蒙藥物，激發病人胃口，但療效一般。

無論是癌症本身或是各種藥物治療，若損傷了脾胃，就會產生脾胃氣虛濕阻，導致消化道功能不足，這些病人很多時不會感到肚

餓，進食後覺得飽飽滯滯，治療可以用益氣健脾中藥，如香砂六君子湯。有些病人因為腸道濕熱，口中經常覺得有苦味，治療用清熱化濕中藥，如白蔻仁、砂仁、赤小豆等。也有些是因為腸胃積滯，或加上大便秘結有熱，前者可用保和丸化積滯，後者則可以用火麻仁、大黃等中藥瀉下宿便。大便一通，胃口便會回復。

此外，針灸腸胃經絡穴位也可以增加胃口，常用穴位有足三里、上巨虛、下巨虛、內關等。平日按壓這些穴位也有一點幫助。

但無論是中醫或西醫治療，假如持續胃口差，甚至有嘔吐情況，便要考慮癌細胞是否有腦部轉移或大小腸阻塞。

疲倦：睡眠營養足自然生「氣」

不少癌症病人都有疲倦感覺，即使再多的休息也不能解決。持續疲倦要先考慮是否貧血或荷爾蒙功能不足，如甲狀腺功能低下。這些可以簡單透過輸血和補充甲狀腺荷爾蒙等方法解決。

但很多時疲倦沒有明顯原因，也有些是因為化療或免疫治療引起。從中醫來看，不少是因為氣虛，大概就等於能量不足。氣虛有很多種，肺氣虛弱，除了疲倦之外，還有氣促氣短；脾氣虛弱，伴有腹脹肚瀉；腎氣虛弱，病人會有下腰背痛、腰膝痠軟和小便多的情況。針對哪一個臟腑氣虛較嚴重，使用針對的中藥，是直接補氣的方法。如治療脾虛可以用北芪、黨參等補氣中藥。

曾經治療一前列腺癌患者，他接受免疫療法後，極度疲倦，以往能夠每天行山，治療後要經常在家中臥床休息，而且出冷汗，胃口差。在西醫來說，這是免疫療法的常見副作用，因為免疫系統被激活，令人感到疲倦。在中醫來說，屬於中氣虛弱，病人服用了兩次補中益氣湯藥後，症狀緩解，可以外出行山。

另外，補氣也有些較為非直接的方法，就是透過中藥改善胃口和睡眠。睡眠和營養充足，身體自然會生「氣」，而不需要直接用補氣的中藥。

疼痛：暢通經絡，針灸止痛

處理癌症病人的疼痛是一個大學問。西醫主要用各種不同的止痛藥去止痛，部分病人甚至接受神經麻醉等小型手術減低痛楚。不少病人因為害怕吃止痛藥，嘗試用意識去頂住痛楚，但其實這樣做極為不智，因為痛楚會影響睡眠和進食，反過來減低了免疫力。

中醫透過針灸協助癌症病人止痛，已經得到世界認可。針灸止痛其中一個機理就是透過刺激穴位，令腦部產生腦內啡。腦內啡可以在腦部產生像嗎啡一樣的止痛效果。

另一方面，中醫認為「不通則痛」。癌症病人大多是因為瘀血、痰濕、氣滯等各種病理物質阻塞，經絡不通而產生疼痛。每一種疼痛都有些不同，瘀血的痛一般是刺痛，固定在一個地方，而且在晚間疼痛會加劇，病人的皮膚還會較暗和乾燥。痰濕的痛較為

「重」，覺得某部位經常痠痛，病人一般舌苔較厚而且身體略胖。至於氣滯的痛，通常是腹部脹痛，而且疼痛位置可能會游走。當然臨床還不止以上情況，又或以上情況同時出現。治療就要針對疼痛產生的原因，採取活血、化痰、行氣的中藥，如失笑散、二陳湯、五磨飲子等。另外，較常用的中藥延胡索，也有非常良好的止痛效果。

血小板低下：花生衣煲水

很多人知道化療會引起白血球和血小板低下，但其實大範圍電療或癌細胞進入骨髓，又或服用某些標靶藥物，同樣有可能出現白血球和血小板低下。

花生衣煲水可以提升血小板，是癌症病人之間口耳相傳的食療。但煲花生衣也有一點學問，花生衣不少有效成分都是水溶性和揮發性，若在煲之前浸洗太多，或煲的時間太久，有效成分會流失。所以，一般建議煲三十分鐘已是上限。

其實不少中藥可以幫助提升白血球、血小板，如補氣血中藥，像北芪、黨參、人參、當歸、雞血藤、熟地等，可以按照病情配合使用。另一方面，良好飲食也非常重要，不可輕視。

中醫藥能夠紓緩癌症的症狀及其治療引起的不適，但中醫著重個體化，病人考慮使用各種方法前，必須先經過中醫望聞問切才處方使用，務必留意。

醫師，啲中藥好普通咋喎？

　　不少人以為治療一些複雜疾病特別是癌症，用的中藥一定是很多蟲類藥或者較為罕見的草藥。其實不然，中藥不貴乎常見或者少見，而是貴乎於一張藥方中各種藥物如何配搭。就正如某些擴散了的前列腺癌患者，適合用俗稱為超級荷爾蒙的標靶藥治療，一般可以選擇的有三至四類。但絕少聽到病人說：「來來去去都是這四種標靶藥，好普通啫！」。

　　中藥和西藥一樣，最重要是醫得到病。

中藥貴在藥材互相配合

　　中藥藥方中各種藥材的配搭，正如管弦樂的音樂，其實來來去去都是那幾種樂器，來來去去都是那七個音階，或者和電腦程式語言一樣，其實按下去的都只不過是鍵盤上的鍵，卻不是每個人都可以演奏出莫札特的音樂，也不是每個人有一個鍵盤都可以寫得出一個 app。不是每個人有紅茶和黑白淡奶就可以沖得出一杯好味的奶茶。

正如做菜一樣，要煮得好食，食材當然要新鮮要靚貨，但是大家在同一個街市買餸，一般人都煮不出廚師所煮得出的美味菜式。

中醫藥一樣，能夠開出一張有效又適合病人的處方才是功夫。

另一方面，中藥的質素也是很重要的。例如沙參、麥冬都有不同的級數，北芪、當歸更加如此。大家去藥材舖買冬蟲夏草都有不同的級數，價錢可以相差很遠。

中醫角度觀西藥，助病人穩步復原

癌症這一種疾病，中醫處方有些時候其實未必需要直接針對癌症，也不一定要用很多蛇蟲鼠蟻飛遁地的藥物來醫病。特別是有一些病人正在接受西藥治療的，就更加要先把接受的西藥按照中醫理論看待成中藥一樣，再配合中醫藥固本培元調理身體。例如肺癌病人進食標靶藥後，病情差不多已經完全受控制，腫瘤接近靜止的狀態，那麼中藥就不用很多清熱解毒或者是攻邪的強中藥，反而是用益氣養陰的方法來輔助固本培元更加好。

所以，中藥的處方看似簡單，其實藥方中的藥互相制衡，當中大有學問。

醫師，點解張藥方咁多藥嘅？

不少癌症病人問到，為什麼他的中藥處方無論藥量和藥的種類都那麼多呢？因為藥量太多了，藥湯非常之濃，飲藥飲到要嘔吐。

每用一種藥如同下一步棋

首先，因為癌症病情實在太複雜，大部分的情況下是中醫所說的虛實夾雜，即是說氣血陰陽有虛弱，但同時間又有熱又有痰濕又有瘀血阻滯等，治療起來不能夠單純用補的藥，亦不一定只用攻邪藥，很多時候要各方面互相兼顧，每次覆診都按病情好壞有所增減或者則重點不同而不一樣處理。

病人一般找中醫看其他毛病，例如皮膚濕疹、婦女調經、腸胃問題等，很多時藥方的藥不會太多，通常在十五種藥之內。有一些中醫比較尊崇經方派的，用藥數量就更加少。另一方面，如果治療的是一些簡單的毛病，例如普通風寒感冒，或者腸胃型感冒，用簡單的葛根湯或者藿香正氣水已經足夠，不需要用到那麼多種藥。

治療癌症就好像下棋一樣，每一次覆診每一次開方，其實對於醫師來說是很花精神的。不單要兼顧腫瘤細胞的特性，也要兼顧腫瘤蔓延的地方，還要透過評估病人生活各方面和病人體質，或原本已有疾病等，從而開出一條各方面都能兼顧但是有所側重的處方。

這種方法是中醫所說的「複方大制」。要治療癌症或其他嚴重複雜疾病，用的處方藥物數量一定多。就好像管弦樂一樣，若要奏出多個層次、多個方面，高中低音都可以不斷變化的音樂，所需要的樂器種類和數量一定要多，否則奏出來的音樂就會較為單調。當然，另一方面，樂器不是鬥多，最重要的是指揮管弦樂團的指揮的功架。同樣道理，開中藥藥方也是一樣。

服藥後，症狀加重？

很多人都聽過說，某些疾病在服用中藥後「發」得更厲害。例如一些慢性濕疹患者說服藥之後皮疹竟然變得更加痕癢和紅腫，或者有些腫瘤，服了中藥以後變得更加紅腫。究竟這個說法，於中西醫雙方有無道理呢？如果有這種反應，究竟是好是壞？

皮膚病可分陽証陰証

中醫而言，的確有所謂陰証及陽証，陽証比陰証一般較為好治療。

急性發作的濕疹一般較容易治療，例如皮膚發紅甚至出水，代表皮膚可能有感染，西醫會利用抗生素再加上外用的類固醇，一般可以短時間內好轉。慢性濕疹，皮膚變得乾燥，皮疹較為硬化，表面較不紅腫，這就是中醫所說的陰証，治療時間需要較長。當然慢性濕疹可以急性發作，中醫來說就是所謂陰証轉陽。中藥治療方面就要視乎病人發作時處於什麼階段。

「表」法清走內部疾病

有濕疹或者其他皮膚病的病人都有經驗，有時服中藥之後濕疹竟然爆發得更加厲害。這其實是中醫其中一種治療方法，叫做「表」法，亦即是將內部的疾病向表皮散發出來。但需要注意的是這並不是治療皮膚病的唯一方法，要醫好濕疹或者其他皮膚病不一定要靠這種方法。這種方法亦要小心使用，否則皮膚可能短期內變得更差，病人的痛苦就更加大。一般中醫治療皮膚病會先從內部著手，清濕熱、養陰、降血熱等，到了有一定好轉以後才可能用短期的表法，把疾病發散出來。如果用得好的話，濕疹可以變成蕁麻疹（俗稱風癩）的表現，皮疹較為淺而且容易散去，在中醫來說這一種是疾病向好的表現。

另外有一些老人家本身身體較為虛弱，受到感染後也沒有發燒，我們俗稱叫「燒不起」。有些病人利用中藥益氣祛風的方法反而會發低燒，這個是身體正氣強的表現。但當然不能說由沒有發燒變成有發燒就一定是好事，醫生經過臨床診斷才能確認疾病究竟好轉或者轉壞。一些情況下，例如面對因感染而起的疾病，其實適當的發燒是代表免疫力正在進行工作的表現。

以往在一些肺癆病人身上也有見到類似的情況，就是有些病人本身很虛弱，又或者同時間有愛滋病的患者，感染肺癆後反而沒有什麼症狀（但並不代表病情樂觀），反而用了抗肺癆藥後竟然會出現發燒和發炎的症狀，這是由於身體開始對抗肺癆菌而生出的反應所引起的免疫發炎綜合症。

另外在免疫治療法興起的年代，在腫瘤疾病亦會見到這一種表現。例如某些頭頸癌，進行免疫療法後，短期內可以見到腫瘤稍為增大，並且有輕微發炎反應，但在兩三星期後，腫瘤竟然會慢慢縮細。現代醫學認為這種現象是因為免疫細胞受到刺激，包圍了腫瘤進行工作，所以產生發炎反應，英文學名叫做 pseudoprogression，亦即是說腫瘤「假性惡化」——雖然表面上看腫瘤暫時增大了，但實際並不是腫瘤生長了。這種情況要和腫瘤真的是因藥物無效而增大分別清楚。

冷熱腫瘤近似陰証陽証思想

現代腫瘤學中腫瘤對免疫療法的反應可以分為兩種：一種叫「熱腫瘤」(hot tumour)，這種腫瘤對免疫療法有反應，腫瘤附近被很多免疫細胞包圍；另外一種腫瘤叫做「冷腫瘤」(cold tumour)，這些腫瘤附近沒有被免疫細胞包圍，用了免疫療法也得不到很好的效果。

近幾年的腫瘤學研究就是想辦法嘗試把冷腫瘤變成熱腫瘤，令免疫療法可以有效。現在正在研究開發腫瘤疫苗，又或者利用其他標靶藥協助。其實這種理念與中醫的陰証轉陽十分類近。中醫認為如果腫瘤沒有發炎反應即代表氣血陰陽虛弱，身體不能夠將腫瘤排出。治療要先補回身體的氣血陰陽，其中常用的中藥就是北芪，才可以在下一步用治療腫瘤的藥。北芪這種藥如果用量夠大，可以達

到所謂益氣托毒的功效。這個「托」字古代用得很好，就是說病人本身的免疫力不足，要外力幫手「托一托」！

當然有些時候腫瘤經過治療之後會不受控地生長，這個情況絕對不是所謂的「發晒出嚟」，而是腫瘤根本不受控制。兩者南轅北轍，要分辨清楚。

五

康復後調理

中藥調理防癌復發

過往的癌症治療目標是盡快切除腫瘤，或用化療和電療控制腫瘤。西方醫學逐漸發現，很多癌症康復者，腫瘤根治後伴隨不少後遺症。有些後遺症可能是疾病本身引起，有些卻是手術、電療或化療等治療手段併發。腫瘤科近年越來越注重處理這些康復者的症狀，令他們重回正常的生活，即所謂 survivorship，亦即中國人所講的大病後「調理」。

西醫的 survivorship，主要透過輔助醫療如物理治療、職業治療、醫療社工、音樂治療等協助；但中醫藥在這方面的角色更為突出。

固本培元，回復身體正氣

一個 HER2 陽性乳癌病人，接受了手術、化療、電療和標靶藥治療，完成一年治療後，想用中藥調理身體。初診見她右手因手術及電療後出現淋巴水腫，而化療後感到手腳麻痺，且經常失眠兼心情緊張，無法應付工作。從這病人的情況，可以看出即使腫瘤已經

痊癒，但仍有很多不同症狀影響生活。從中醫角度，病人屬於肝鬱血瘀、痰塞阻滯。利用對症的中藥治療，一年後症狀逐漸消失，自覺精神比未病前更好。雖然腫瘤沒有復發跡象，但從病人舌頭和脈象中看出，身體的「肝鬱血瘀」仍未完全消除，勸喻病人繼續服食中藥，並加上心理治療。這帶出身體調理另外一個重要目標，就是要預防復發。

讀者可能會問，既然身體已經沒有腫瘤，為何仍要繼續服食中藥？中醫角度來說，腫瘤是因為身體大環境受到影響，例如像上述病人的「肝鬱血瘀」，身體狀態長期不正常，久而久之產生癌症。所以治療癌症首先要針對性，利用各種手段消除腫瘤，康復後則要改變身體大環境，亦即所謂「固本培元」，否則身體正氣未得到回復，腫瘤有可能死灰復燃。情況就如一個社會經常有持槍劫匪打劫銀行金行，不能單靠警察去捉拿劫匪，通常當中有更深的社會問題，例如是經濟不景、財富分配不均，或有非法入境者問題等。若不處理這些大環境問題，就只會終日強盜滿街。

西方腫瘤學近年開始有類近概念。過往第三期肺癌在根治性電療或化療後，就只是定期覆診。但近來研究發現，電療化療後腫瘤消失，亦應接受一年免疫治療，可減低復發，延長壽命。這在肺癌治療中已經是一個新國際標準。類似的建議亦用於其他癌症研究，由此可見，疾病痊癒後需要增強免疫力減低復發風險。

　　已經退休的中醫腫瘤學者陳炳忠教授，在他的著作和公開講座中，經常強調利用中藥治療癌症要「長期治療」，他建議康復後仍要服用至少兩年的中藥。當中是否說明中藥可以增強免疫力呢？仍待進一步研究證實。

癌症康復後
應持續服食中藥？

　　有一次在中央圖書館做講座，有聽眾問我之前的一位講者，為何中醫建議癌症病人康復後還要服食中藥一段長時間，那位講者指出這個是中醫學界對於癌症的共識。至於要持續多久呢？就視乎病人癌症的期數。我對這方面亦有一點看法。

改善土壤防癌症再滋長

　　首先為何中醫學界的共識是建議病人需要服食一段時間的中藥？這是由於中醫對於癌症發生的理解。之前多次說過中醫認為癌症的發生主要是身體有一些廢物長期堆積在身體裏，身體也沒有足夠的力量把這些廢物清除，漸漸這些廢物積聚在身體便會形成「積」，再變成癌症。假若身體的正氣在初期的時候還能夠把癌細胞圍堵在一起，這便是未擴散、早期的癌症。慢慢正邪相爭，癌症越來越活躍，那麼身體的正氣便不能把它圍堵在一處，繼而形成淋巴轉移再透過血液擴散全身。

所以中醫認為癌症病人體內有一些是熱毒積滯，有一些是痰濕又或者血瘀積滯；再有不同程度的正氣虛弱，例如陰虛、陽虛、氣虛、血虛等。即使癌症已經切除又或者利用電療治癒，假若體質沒有扭轉過來，那麼身體的大環境還是非常有利於癌症再度死灰復燃。有些病人癌症已經治療好了，但從中醫角度看舌頭看脈搏，體質還未有改變，所以這類病人應該服食中藥一段時間，按中醫的方法作為生活調適，把身體不正常的體質扭轉過來，減低癌症復發的風險。

我經常說癌症是一些種子，身體的環境是土壤。假如身體的體質（即是土壤）並不有利於癌症發生，癌症不可能落地生根再生長擴散開去。單是把植物種子拿走是不夠的，土壤的質素還要改變。正所謂冰凍三尺非一日之寒，要改變體質是需要一段時間的。

西醫其實都有類近的概念。例如不少病人都問為何三期腸癌和某些乳癌病人明明已經做手術切清了受影響部位，術後的正電子掃描也顯示沒有擴散，還要做差不多半年的化療呢？甚至乳癌病人做完化療還需要食五年到十年的荷爾蒙藥呢？其實即使最先進的電腦掃描技術也看不到有擴散的癌細胞，但單從病人疾病的期數作風險評估，可以推斷還有一些殘留的癌細胞在血液或其他地方游走，所以需要作藥物治療去把這些微細的癌細胞一併清除。這一種治療方法叫做輔助性治療（adjuvant therapy），已經有足夠的臨床數據證實可以減低復發風險，增加生存率。

另外，不止是化療及荷爾蒙藥治療，免疫療法亦可以作為 adjuvant therapy。例如三期肺癌進行電療後都需要再作一年的免疫療法來減低復發風險。膀胱癌和腎癌作手術治療後，最新的數據顯示利用一年的免疫療法可以大大減低復發的風險。這些只是例子，但都證明利用免疫療法也可以把這些微細的癌細胞殘餘分子清除。

殘餘在血液中的癌細胞 DNA

現在的化學分子技術越來越先進，即使掃描看不到癌細胞，現時已經可以透過抽血或者其他身體的液體進行高敏感度的次世代基因排序。研究發現原來乳癌或者大腸癌在手術切除後，血液裏還有一些游走性的癌細胞 DNA（circulating tumour DNA），這種情況我們稱作 molecular（or minimal）residual disease。近來的數據顯示，它們在血液中 DNA 的水平高低，和疾病復發的風險有直接關係，因此，現今的研究已經開始先把病人用血液中的癌症 DNA 分為不同的風險組別，才決定需要用多久的化療或其他藥物治療。

現時在發現在不同的癌症當中也有一種情況，就是即使做足輔助性的化療或免疫療法，病人血液當中還有 circulating tumour DNA，水平未降到零。這類病人便需要用更多的藥物去治療，否則很容易復發，這在學術上叫做 intensifying therapy（強化治療）。

　　這種抽血檢驗癌細胞 DNA 的方法暫時還停留在研究階段，但看現時的趨勢，我相信不出兩三年將會成為平日臨床會抽驗的項目。

　　另外，中醫藥方面，傳統上去看病人的體質有否改變，主要是要靠望聞問切四方面去斷定。有趣的是不少病人吃中藥之後也會發覺自己的面色、氣息和氣力有所改變，有些病人甚至會定期看自己舌頭的顏色。

　　至於長期服中藥所需時間的定義，有些學者定為一年，有些甚至認為兩年到五年不等，但是想想假如以後可以用 circulating tumour DNA 的方法做監察來決定服中藥所需要的時間，相信可以更加準確地判定服中藥的 end point。

癌症治療後的調理

　　許多癌症患者經過化療或手術等多場戰役，都希望以中藥調理身體。一般而言，即便患者體內的癌細胞看似蕩然無存，中醫仍建議他們持續服用中藥一段時間。具體服用時間暫未有共識，早期癌症患者一般是半年，較晚期的患者即便已經痊癒，也至少需持續服中藥兩年以上。若要深究需長期持續調理的原因，還需回歸至中醫藥的理念和對人體的認識。

長期調養的理念

　　從中醫藥而言，癌症的病因有許多。情志的因素有氣滯血瘀等，另也可源於身體的虛弱，或所謂痰濁、熱毒、瘀血積滯等。即使患者已經痊癒，舉例若接受過手術等療程，並正在服用荷爾蒙藥血癌患者，也應以中藥調理身體，避免癌細胞死灰復燃。其中原因是，癌症既能生長於該患者體內，其體質自然有利於癌細胞生長，令癌症有可乘之機。人體就像泥土，若泥土狀況不合，即便是埋下了癌症的種子，它也會迅速凋亡；反之則會肆意生長。換句話而言，若患者的體質沒有改變，癌症仍有可能捲土重來。故服用中藥

和針灸的意義在於改善體質,如為氣滯、肝氣鬱結的患者疏肝理氣等。

中醫與西醫的相似之處

瘀血積滯是很多癌症病人所共有的體質,需以中藥活血化瘀調理。重要的是,正如癌症並非一朝一夕生成,而由體內的毒素長年積聚而成;改善體質也非一朝一夕的事。西醫角度而言,癌症由身體長年累月積聚 DNA 破損,而這些破損未被修補,慢慢演化而成。中醫長期調理的概念與某些西醫理念相似,例如荷爾蒙陽性的乳癌即使在治癒之後,患者仍需持續服用荷爾蒙藥達五至十年,其中的原因與中醫如出一轍,是為了以長期服藥來清除體內難以察覺的、殘餘的微細癌細胞。西醫與中醫另一相似之處,就是像中醫檢查病人體質有否因完成治療而向好一樣,利用基因檢測技術,檢查癌症康復者體內是否有游走性的癌細胞或 DNA。西醫藥上,清除殘餘癌細胞的方法仍處於研究階段。現時已有能檢測出血液殘留癌細胞的基因技術。

中醫藥的調養原則,則希望透過中藥固本培元、提升免疫力,令身體以自身的能力壓制癌細胞——這亦是中醫提倡長期調養身體抗癌的原因。當然,調養不僅限於服用中藥,要改變體質還需配合運動,如練氣功、耍太極等,更不應忽略飲食治療,改變飲食習慣和結構。另外,情志的調理同樣重要,一些癌症與情志有關,例如乳癌和胰臟癌都與壓力、情緒長期低落等情志因素有關,故在調養

過程中必須調整情志，避免七情過度，以致傷害身體。由此亦可見，中醫學揉合看似相去甚遠的哲學與醫學，著重整體的調理、調和五臟六腑，通過長期調養達到改善體質的目的，避免癌症「東山再起」。

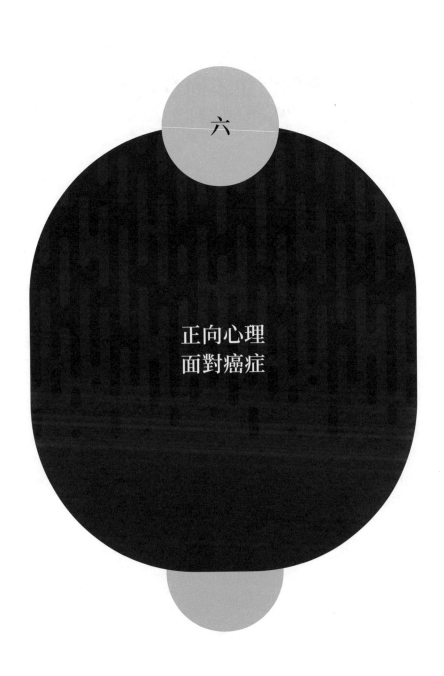

六

正向心理
面對癌症

不同醫生不同意見，
應如何選擇？

這是不少病人都會有的疑惑。

有一位學生問我關於他家人的病情。早期乳癌病人手術後發現並沒有淋巴轉移，荷爾蒙受體陽性，但是活躍度略高，外科醫生認為不需要做化療，但病人去看了腫瘤科醫生後，腫瘤科醫生卻建議做化療。病人和家人無所適從，又害怕再做基因檢測後再決定是否做化療會花時間，耽誤了化療的療程。這位學生非常困擾，於是請我給一些意見。

類似的情況其實在癌症病人身上經常發生。不少病人因為發現每一位醫生說的都有點不同，往往四出尋找名醫，有些看了幾位甚至接近十位醫生，結果看的醫生越多，得出的意見分歧越大。結果不單解決不了問題，而且困擾越來越大，更加不知進退。

那麼究竟應該如何面對這個問題呢？

適合病人的才是最好的療法

首先要明白醫學不是鐵板一塊。很多人以為現代醫學講求循證醫學，只要上網便可以找到最新的第一線治療是什麼，那麼普通人都能夠知道什麼是最好的療法。其實醫學並不是如此。

研究報告只是給醫生作為參考，解讀研究報告並不是看起來那麼容易。如何解讀不同的研究報告和比較每種治療方法的好與壞，即使是世界最頂尖的醫學專家，每位的意見都可能有不同，所以在醫學會議中有時都會引起激烈的辯論。真理越辯越明，但大多數的情況下，專家們都很難達到共識。以乳癌和前列腺癌為例，治療的方法很多，單靠個別研究報告根本解答不了何謂最好的治療方案。全世界的醫生每兩年會舉行一次「共識會議」，嘗試去尋找大家都最能夠接受的共識，但即使如此，很多共識會議的報告都只能夠作為參考，因為始終每個地方的醫生診症、藥物供應、經濟狀況都有不同，所謂因地制宜，治療方面都會各施各法，很少有所謂的黃金標準。所以，更重要的是因人制宜，亦即按照病人的實際情況去考慮最佳的治療方案。

幾星期前見過一位年過八十的腸癌病人，他正在服用口服化療藥。他的女兒看了一些網上資料，一進門便問，為何不轉用 TAS-102（一種化療藥）再加上 bevacizumab（一種抗血管增生的標靶藥），歐洲都已經批准使用了……我看一看病人的情況，他身體頗為虛弱，而且疾病暫時控制得還可以，副作用都可以處理，為何需

要轉用其他藥呢？再者，雖然有一些研究證實服用新藥有一兩個月的生存中位數增長，但身為臨床醫生要思考這些學術報告的結果是否有實質臨床意義，而且這些研究一般不會招募年過八十的病人，研究結果是否真的在這位病人身上可應用到，本身已經很大疑問。現在腫瘤學界有一個新的概念，叫做 Magnitude of Clinical Benefit Scale（MCBS），即是要去審視這些在人造環境下誕生的正面研究成果，是否真的可應用到實際情況之上，歐洲腫瘤學會審視了不少這些以往對比統計學效益的醫學研究報告，發覺原來不少在臨床上額外效益非常低。

簡單總結就是讀研究報告不是那麼容易，除了要有分析技巧，還要有臨床經驗去應用在各情況及條件之下。

診斷不能只看報告和數據

我自己非常著重直接見病人，因為可以得到非常多的臨床資訊。有時簡單見病人幾分鐘，已經可以快速地做到望聞問切，大約知道病人的活動狀況、精神情況、究竟現在做治療辛不辛苦、睡覺和胃口等情況，這些看似簡單的資訊其實對於醫生的判斷非常重要。我教學生何謂望聞問切，最重要的是望診，望一望病人一分鐘已經知道很多事，這亦是為何對於一些朋友透過 WhatsApp 問我病人的情況時，即使通常會連同很多實驗室報告給我看，我亦常覺得難以開口回答，因為單憑這些其實很難給予精準的醫療建議。

此外，醫病好比捉棋一樣，棋法有很多種，就好像我們有不同的藥物和醫療手段，又或者各項研究報告，但最重要的還是棋手的功力。起步的時候有些人喜歡炮居中，有些人喜歡上象，有些人喜歡出車，甚至上卒仔，各有各法。中間無論是好局或殘局都有不同的棋法，最重要的是最後能夠將軍奪帥！棋局不是硬板一塊，更何況是複雜的醫學？不同醫生說法有不同，這正是醫學的本質。

所以，最後解答，不同醫生有不同的意見該怎麼辦？選擇醫生時要緊記──「沒有最好，只有更好」。「更好」的意思，是選擇一位自己覺得可以信任的醫生最為重要。只要學歷和資格是正規的，合適稱職的醫生已經足夠，無須刻意周圍尋找隱世高明，否則很多時會耽誤時間，令自己更加不知進退。

第四期癌症不是末期！

曾為幾位病人作長期診治，突然間一次回來，說了幾句便開始流淚。我覺得很奇怪，因為明明病情在好轉，為何突然情緒那麼憂傷呢？原來他們都是分別被其他醫生告知他們是第四期，是末期的癌症，令他們感到非常錯愕。

因此，筆者必須在此說明何謂第四期，以及第四期是否已無藥可醫，已到末期的程度。

第四期癌症只剩下絕望？

一個非常簡單的答案——當然不！

千萬不要令病人因第四期這個標籤而喪失治療意志。第四期這個觀念其實早已過時。

其實所謂第四期只不過是一個統計學上時期的劃分，主要是為了方便研究，以及令國家及地區去統計癌症的生存率。每一種癌

症的分期方法都不一樣，但簡單而言，多數情況下第一期、第二期是屬於早期；第三期就是中期，一般有局部的淋巴轉移；至於第四期的意思，其實是指遠處的淋巴轉移，又或者轉移到並不是在原發腫瘤附近的組織或器官，例如肺癌轉移到骨，或者腎臟癌症轉移到肺，都是屬於第四期。

假若癌症已有骨轉移，即使只有幾處，已算是第四期；全身有一百個地方轉移，又是第四期。所謂第四期當中，其實包括一大群情況非常不同的病人，每個病人的治療方法及癒後情況可以很不一樣，所以，不是說每個病人第四期的情況都是一樣。舉個例子，其實很多第四期的肺癌或者乳癌患者，假如只有一處或者數處的轉移，很多時用電療把這些地方的癌症消滅，患者已經可以達到長期生存。舉另一個例子，病人的前列腺癌即使已擴散，甚至擴散地方很多，但只要配合適當的藥物治療加上電療，仍然可以長期生存！

有望扭轉癌症為長期病

現今抗癌藥物越來越先進，第四期患者變成長期病患的機會就會越來越大。近幾年，不同藥廠和研究機構不斷推出新藥物，除了傳統的化療和標靶藥物外，又有免疫療法，甚至可透過基因排序更加準確地選擇標靶藥物。未來又會有越來越多細胞治療，例如 CAR T 細胞，高精準定位的電療加上達到可以消滅癌症的劑量（ablative dose），癌症的治療發展真是一日千里！

所以，其實不少頑固的擴散癌症，相信不出幾年已經可以變成長期疾病！即是可以像高血壓、糖尿病那樣長期處理。以上所說的還未包括可以透過中醫藥固本培元，調理身體，提高生活質素。

舉一個例子大家會更容易明白。以往 HER2 型的擴散乳癌基本上是很難治療的，但自從十多年前開始有針對這一種病的標靶藥不斷推出，療效日益良好。即使以 2016 年的數據來看，擴散了的乳癌，即所謂第四期的患者，只要配合當年已有的最新標靶藥及化療藥物治療，平均生存期已經達到差不多五年！試想想近五六年的研究成果，再加上不同藥物的推出，現在的生存期相信已經大為提高。

當然無可否認有一些癌症還是非常難治，主要是因為傳統藥物化療對該些癌症幫助不大。不過現在透過基因排序，確實令我們對每一種癌症為何會發生了解更多，以及知道當中為何會對藥物產生抗藥性，從而定出針對性治療。

總之無論如何，千萬不要因所謂第四期的標籤而意志消沉，治療癌症最緊要保持積極心態，因為心情的確可以直接影響身體免疫力。同時遵從自己的主診中西醫生的建議，定下合適治療計劃，努力抗癌！

癌症是一家人的病

　　癌症之所以較一般疾病可怕，是因為很多時一人患了癌症，全家人都好像有點一起受苦的感覺。

由確診開始的無止境煩惱

　　首先由確診開始，很多人一開始根本不能相信自己得了癌症，那是一件非常晴天霹靂的事。身邊的家人和朋友知道後，也會一起吃驚和一起擔憂。很多時當病人還未能夠冷靜下來接受之後的檢查和治療，身邊的人便會不斷給予意見，又會用盡人脈找「最好的」醫生，當然不少人也會馬上想到不斷介紹各種各樣的補品。所以在這個階段很多人都會恐慌，不知所措和無法消化排山倒海的資訊（information overloaded）。

　　慢慢接受事實，決定要接受治療之後，很多人反而會安定下來，但隨即其他煩惱又開始。

　　無論是做手術，或者要做電療或化療，甚至是找中醫，都要不停地選擇醫生和醫院。理由是癌症是嚴重的疾病，大家都需要找最

好和最合適的醫生，也會不斷考慮是到公立醫院還是到私家醫生那裏治療。通常除了病人緊張之外，很多時家人更緊張，不斷地上網或找朋友四出探聽，或者將朋友介紹的各方醫生不斷對比，有時越看得多越拿不定主意。

好了，到接受治療之後，接下來就是一關一關地過。以乳癌為例，起初可能要先做手術。做完後又要擔心傷口的復原，又要擔心病理報告。到報告出了後可能有需要做化療，這一階段又是另一個關口，家人又會擔心病人是否真的承受得到各種各樣的副作用。幾個月的化療終於順利完成，下一步又要做十五次的電療。接著也可能要食幾年的荷爾蒙藥物。前前後後那麼多關卡，由確診到穩定下來，最少半年以上，這半年可以說全家都沒有一頓安樂茶飯。

有些病人較為不幸，他們可能疾病已經擴散了，除了要接受各種藥物治療，也可能需要用中藥或針灸等減輕副作用，也有可能在某些階段要用電療等。有一位腸癌病人，仍然在接受藥物治療中。他由確診到現在已經差不多九年，經歷過不同的藥物和各種手術治療，他說無論是他自己還是他的家人都感覺精神非常疲累。

蔓延至身邊人的壓力

有些時候，也不可忽略病人照顧者的壓力。例如病人的伴侶、子女，或其他親人、朋友等，很多時這些家人所受的壓力不會比病人少。再加上有時對於治療方向和病人的想法有不同，也會引起家

庭爭執，增加各人的生活壓力。而且有些照顧者一見到病人的情況較差又會產生內疚感，懷疑是否自己照顧不周到，又或者煲的湯水不夠多、食療不恰當。身為醫生的我們在臨床方面有時也要好好輔導一下病人的照顧者。

之前見了一個頭頸癌的病人，他電療後已經康復，但康復後卻出現了抑鬱和失眠等情緒問題，希望服用中藥幫助。在我問診的過程中，除了病人說話，他的丈夫亦滔滔不絕，而且越講越快，情緒有點激動。後來我提了他一句，說他可能也需要接受一些情緒輔導和中藥治療。後來病人的丈夫坦白的說，自從病人一年前確診以後，他幾乎每晚都睡不著，最多也只睡得四個小時，精神壓力很大。

難以招架的金錢難題

除了各種醫學問題以外，金錢問題也是一個重要課題。雖然公立醫院提供的治療已經越來越好（其實比世界不少地方都已經好），但始終有一些較為嶄新的藥、電療或其他治療，甚至是電腦掃描，都需要自費，買了醫療保險的病人可能會較為容易應付一點（我在其他地方也曾說過買醫療保險的重要性，否則政府也不需要推出自願醫保。當然買哪一種，買哪一個級數，如何買也很重要。詳情可參見本書第三部分的文章〈醫療保險〉），但若然保險不足又或者需要自費的，金錢考慮絕對是一個強大的壓力來源。而且

生病後可能工作也會少了，家庭的各種收入也會減少。這種壓力不可小覷，有時對於治療費用和家庭經濟情況的擔憂比疾病本身的壓力更為大。

適時請求第三方協助

說了這麼久，究竟可以如何解決？當然找到一位適合的醫生由頭跟到尾非常重要，但除此之外，對於病人和家人的各種支援也不可忽略。其實現在香港有不少癌症慈善機構都有提供各種免費服務，也有很多同路人小組用親身經歷幫助各位病人和家人共渡難關。大家千萬不要感到羞恥而默不作聲，不尋求援手，有需要時向外求助是非常重要的。

心理輔導用中醫，
尋根解結看得穿

　　話說不少長期病患，例如皮膚病、風濕疾病、癌症的病人和家屬，其實都有很多情緒上的問題，輕則情緒低落或者憂慮，更甚者可真的見重度抑鬱，這其實完全可以理解。以癌症為例，因為的確是一個非常嚴重的疾病，對患者的身心帶來極沉重的負擔，而且對全家的心理質素和財政影響等亦是不可忽略的因素。很多時醫治這些病人，除了要解決身體上的痛苦，治療疾病，亦要適當地開導情緒思想打開心結，心結一開，治療效果亦會大有改善。

憂心忡忡的病人太太

　　一位前列腺癌患者，其實根本沒有症狀，雖然已經七十歲，但身體非常好，我們俗稱的「行得走得食得瞓得」，還經常到戶外做運動。在去年底的一次身體檢查，發現前列腺癌指數 PSA 高達20，後來再經磁力共振影像和前列腺組織抽針確診為前列腺癌。不知何故兜兜轉轉幾個月仍未開始進行治療，原本已經答應泌尿外科會做手術，又突然間打退堂鼓。後來多番轉折終於轉介到我們腫瘤科進行電療治療。

病人踏進診症室後說話不多，看起來亦不是有什麼憂慮。經過一輪診症後，我建議進行荷爾蒙藥和電療治療，可以根治他的前列腺癌。

唯獨是他的太太即使是戴著口罩，也能看見她一面愁容，甚為憂慮，而且一邊聽我解說一邊愁眉深鎖，我覺得好像有點不對勁。

她問：「荷爾蒙藥有什麼副作用？」

「以你先生的情況，荷爾蒙藥大概只需要用年半左右，不需要長期打荷爾蒙針。副作用常見有潮熱，可能有一點點疲倦，長遠稍為增加心臟病和骨質疏鬆風險，但這些我們都有方法去減輕的……」

「荷爾蒙藥是不是化療？我很擔心他承受不了，會不會又暈又嘔又甩頭髮之類呀？」

「不是，荷爾蒙藥和化療完全不同，不會有你所講的副作……」

我話音未落她已經繼續搶著問：「那電療會有什麼副作用呀？他會否一世都會漏尿，一世都要接駁尿袋做人呀？」

「且慢且慢，讓我慢慢解釋……」

我還未有機會再講下去，她仍繼續搶著問：「之前有醫生說電療之後要一世插住尿袋，我真的好擔心。另外其實為何要治療呢？

我有一個親戚在加拿大，他的 PSA 都是 20，他什麼也不用做，只吃兩種藥，現在都已經十年，完全沒有問題，為什麼我先生要治療呢？」

「首先你先生的前列腺癌是屬於高風險的，所以我們治療是需要用到⋯⋯（下刪二百字）⋯⋯其實做電療之後甚少病人會出現永久插尿袋的情況，你真的不用過度憂慮。」

剛說完，她馬上從手袋中拿出她的電話：「醫生醫生你看看啦，我加拿大的親戚就是吃這兩種藥，不如你照著處方吧。」她急不及待把她的電話放在我的眼前，與此同時她的先生，亦即病人，之前一直都沒有出聲叫他太太停止問問題，亦忍不住笑了出來。（可能他心想，終於有人明白他的痛苦了。）

「其實呢，這兩種藥是用作醫治前列腺肥大，和前列腺癌是兩個完全不同的疾病。」我再細心解釋。

「不是啊，我加拿大的親戚說他真是前列腺有問題，真的吃這兩種藥啊。這是一個真實的案例，不如你解釋一下我這親戚的病情。」她繼續連珠炮發。

面對如此情景，平日溫柔有耐性的我，再也忍不住了。

「太太，你憂慮你先生的情況我是可以理解的，但我剛才已經詳細解釋你先生的病情和治療的方法，我提的方法是根據病人病情

定下的。你在加拿大的親戚朋友的疾病和你先生的可能根本不一樣，我不能夠單憑兩張 WhatsApp 相片就可以斷症。若然治療癌症那麼簡單，只是聽了一些『姨媽姑姐』的話就可以醫治，那麼我們醫生的工作就真的很容易了。」

沒想到她突然語出驚人，「我先生電療之後會否無法行走？」

「為什麼你會覺得他會行不到？我剛才解釋了那麼多副作用，從來都沒有講過會有無法行走這個副作用。你這個概念是從哪裏得出來的呢？」說著說著，氣氛越來越緊張。

焦慮源自親身經歷

開始發覺這位太太的憂慮程度已經遠超於一般病人家屬，因為一般而言前列腺癌癒後無甚大問題，很少會遇到這樣的情況。只見她眉間越皺越深。

我突然靈機一觸，「你自己是不是都是有病的？」

「對。」

「是不是癌症？」

「醫生，你說得對。」

「是否乳癌？」

「不是乳癌，我大概二十年前患了大腸癌。」

「那你治療方面是不是發生了什麼併發症？」

「對呀醫生，那時我是非常早期的大腸癌，手術後化療都不用做，但是做手術後我一直經常大便失禁，直至現在完全沒有好轉。當年手術之前都沒有跟我講有這樣的後遺症……我真的很困擾……（下刪一百字）」

說著，她眼裏泛起了淚光。

「你這樣的情況，也真的很少見，我也很同情，我現在終於明白為什麼你特別擔憂你先生了……」我繼續開導解說。

慢慢地，她的愁眉漸漸解開，說話亦有點開懷了。

用五行哲理解開鬱結

她一直有這個心結，她很想醫生能夠講清講楚的原因，正是源於這個困擾她二十多年的副作用。她這個心結，屬「思」考太過，用中醫的理論，五行中屬於土，土太過，木剋土，用木的方法可以制衡這個心結。

　　屬於木的心理輔導方法有兩種，一種是挑起他的憤怒，第二種是給予情緒疏導。

　　看見她的心結已經能夠解開，但她還有過度的憂慮。憂慮屬於金，火剋金；喜悅屬於火，必須讓她深感喜悅才可以掩蓋過度憂慮。

　　「醫生，很高興你聽我講了那麼多說話。我最後一個問題，其實我先生都已經七十歲，他還有幾多年命？」

　　「我是不懂算命的，如果識得算命，我就不會坐在這裏做醫生了。」

　　她馬上大笑了出來。

　　「醫生你不要講笑了，做醫生當然比做算命更好啦。聽你解釋這麼久，我安心多了。」

　　「反而，我聽你問了那麼多，我本來很鎮定的，現在害我也一同怕了起來。」

　　她笑到有點停不下來。

　　「好了，你們先回家考慮一下，下次回來覆診，我們再詳細講述治療的安排吧。」

「好呀醫生，那麼我們父親節後再見面啦。下次我們在門診是不是也是見你呢？」

「那就看看大家有沒有緣分了吧。」他們離開診症室後，我馬上喝了一杯白菊花茶。

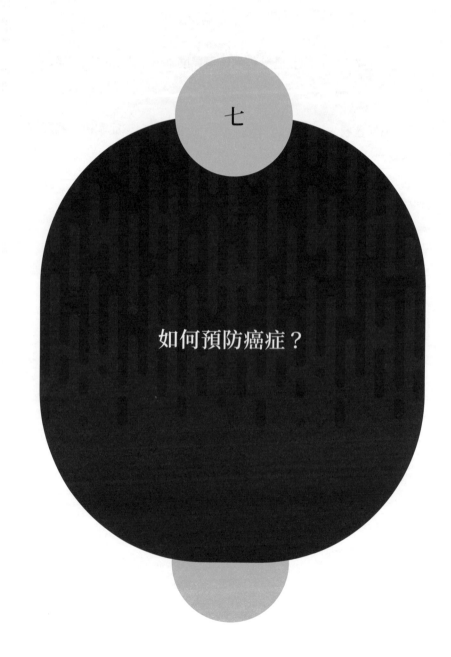

七

如何預防癌症？

不煙不酒，也會生癌？

近年香港公眾極度關注空氣的污染物究竟會否致癌。其實空氣污染致癌的嚴重性一直被低估。

不少癌症病人問：「我又不抽煙又不飲酒，為何我會生癌症呢？」其實香煙和酒精只是眾多致癌物中最廣為人知的兩種（沒錯，任何酒精包括以前以為對身體有好處的紅酒，都是致癌的），環境中還有很多不同的致癌物質，有一些大眾並不知道的，亦有一些是科學界仍然未知或者是未經研究的。就讓我分享一下現在科學界對致癌物的最新研究。

空氣中的各種致癌物質

除了香煙會放出致癌物，其實室外和室內亦有不少「煙」（這裏用「煙」字代表空氣中各種有害物質）都是會致癌的。

最常聽到的就是空氣中的懸浮粒子（particulate matter, PM），亦即常聽到的 $PM_{2.5}$、PM_{10}。這些懸浮粒子已經被 IARC（International Agency for Research on Cancer）列為第一類致

癌物，亦即是有足夠的證據證明可以在人體中致癌。研究發現這些懸浮粒子會增加患肺癌的風險，特別是對曾經有吸煙的人風險更加大。這些懸浮粒子不少都是由燃燒燃料（例如汽車、發電廠、工廠）所產生。懸浮粒子不但在室外存在，其實很多時室內的懸浮粒子水平對身體的影響亦很大，畢竟一般人大部分時間都是處於室內。

此外，花崗岩、混凝土及瓷磚亦會釋出一種有輻射的氣體叫做氡氣。氡氣在香港環境中普遍存在，基本上是無色無味，吸入後亦渾然不覺。入肺後會釋出輻射，增加肺癌的風險。在外國有些地方興建房屋的時候，會做好隔絕氡氣的功夫。亦要注意尤其是要保持空氣流通去稀釋氡氣，這個問題在新屋中要特別注意。

此外，近日有新的研究發現有一種非常細小的粒子（ultrafine particles），大小比納米還要小。這些粒子不像懸浮粒子一樣會積聚在肺部，而是會進入血管循環全身。這些微小粒子對身體的影響仍然缺乏科學研究，但加拿大一項最新的研究發現這些微小粒子會增加腦癌的風險。

可見我們從空氣中吸入的煙並不止香煙才是有害。要減低受空氣中的致癌物影響，最重要的是減少燃燒化石燃料引起的空氣污染，簡單的解決方法例如利用電動車減少都市中的懸浮粒子排放等。這還需各國政府一起努力。只管制香煙不管制空氣污染中的煙，恐怕道理講不過去。

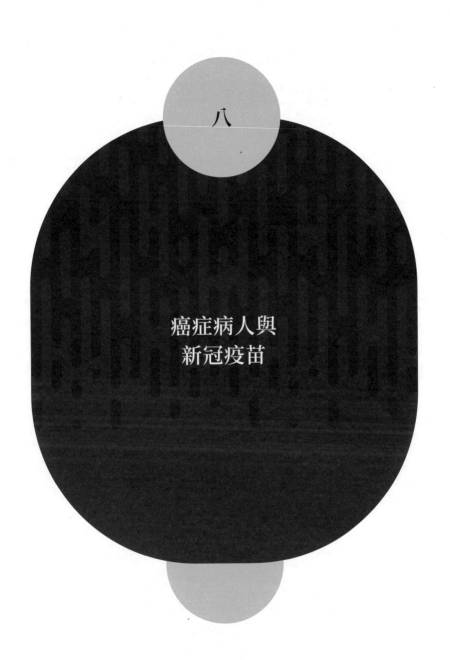

八

癌症病人與
新冠疫苗

癌症病人可否打新冠疫苗？

不少病人問，癌症病人是否真的可以打疫苗？我簡單的回答：

1. 根據目前公佈的數據顯示，疫苗用於癌症病人身上都是有效和安全的。

2. 假如沒有免疫力的癌症病人感染了新冠肺炎，不論是死亡率還是併發症的發生率都比正常健康人士高。

3. 有數據顯示就算病人一直在接受一些抗癌治療，也可以接種疫苗。因為無論是哪一種疫苗都沒有 live virus（活病毒），是不會因為接種疫苗而引起感染。反而是要擔心某些抗癌治療會減慢或者減低抗體的產生，例如打化療的病人接種疫苗的時間，最好是化療療程完結後，或者下一針化療之前的一兩天。

4. 當然打了疫苗也不能完全杜絕感染，但可以減輕發生重病的風險。癌症病人特別是患血液癌症的病人即使接種了疫

苗，產生的免疫力也不及健康人士，但免疫力總好過完全沒有接種的人。

5. 在某些地區，癌症病人甚至是打第三針加強劑的優先群組。

6. 其實接種疫苗引發嚴重副作用的機率很低，反而將來通關後，感染的風險存在，萬一感染了新冠肺炎，不單止延誤了癌症藥物的治療，嚴重者更會有性命危險。

7. 戴口罩和手部衛生當然重要，但這兩者都不能取代疫苗。有科學家認為新的變種病毒，可能是經由空氣傳播，那麼一般的外科口罩保護率很低，難以隔絕病毒。

不過，本文不代表醫療建議，每位病人的情況都不同，決定打針前務必先請教自己的主診醫生。

癌症康復者
可否不接種新冠疫苗？

　　首先，新冠疫苗的重要性不需要我再詳細多說，相信香港最終都會達至和其他地方一樣，某程度上與病毒共存，盡量回復正常的生活，疫苗的覆蓋率，特別是年老病患人士，就更加是可否回復正常生活的重要指標。

　　首先，無論是癌症康復者或者是正在接受治療的癌症病人，兩者都絕對適合接種這次的新冠疫苗。不少數據已經證實疫苗在癌症病人身上一樣有效而且安全，尤其是 BioNTech 的疫苗在這兩方面更有保證。只不過癌症病人產生抗體的時間較長，一定要打完兩針再等四個星期才有足夠的免疫力。

能否以中藥代替疫苗？

　　中藥的確可以提升免疫力，但是並不能取代疫苗。理由是不少中藥的效果都是提升正氣（或者稱為免疫力），用現代的術語來說是一種 non-specific immunity，即是說並不是有記憶性的、專門針對某一種病毒的，而是就整個身體而言對外來的新病毒增

強抵抗力，相比之下疫苗才可產生一種針對冠狀病毒的 specific immunity（特異性免疫力），當中包含 T 細胞免疫力和抗體，兩者都是帶有記憶性的，即是專門壓制新冠病毒的守衛者。

即使有些中藥在實驗室中證明可以刺激身體的淋巴細胞，那只不過是令到本身已經有記憶力的免疫力更加強，而不是說吃了那些中藥之後就能夠產生對冠狀病毒的 specific immunity，兩者是不同的。

我相信其實兩種方法是相得益彰。So why not both？

第二章 ————————————————————————————————

中西醫
治療癌症心得

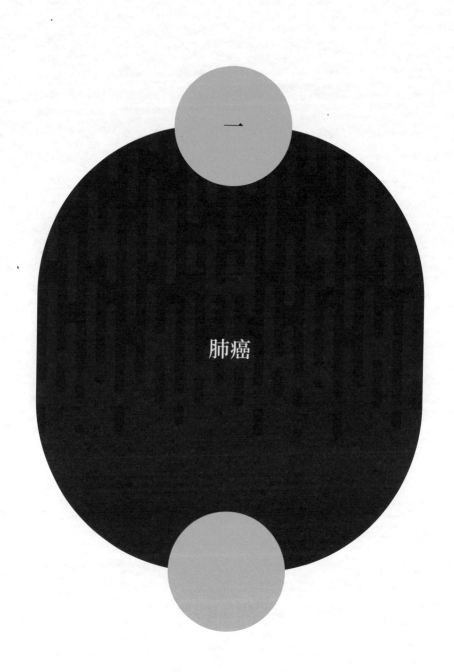

一

肺癌

中醫藥如何配合
西醫療法治療肺癌？

西醫腫瘤科治療肺癌可謂每年都有新的藥物推出。肺癌的藥物治療，近這十多年進步快速，由以往的傳統化療法，到現在不同的標靶藥物多如繁星；加上現在免疫療法漸漸取代化療成為治療肺癌的骨幹，甚至混合化療及免疫療法使用的適用範圍越來越多，即使一些頑固性、傳統藥物亦失效的肺癌，經過現在基因排序的方法，不少病人也找得出較為罕見的標靶，可以利用標靶藥或其他非典型藥物治療。同時電療的科技推陳出新，西醫治療肺癌的療效越來越好，那麼中醫藥的角色是什麼呢？中西醫如何結合治療肺癌？

「扶正」體內微環境

首先要明白大部分的西醫治療，例如是手術、電療、化療藥物等，甚至是免疫療法，其實目標都是直接攻擊癌細胞。中醫的理念中，這些是「祛邪」的方法。中醫有沒有一些直接醫治癌細胞的藥物呢？有的。例如是一些抗癌中藥，有些是清熱解毒，有些是活血化瘀，有些是軟堅散結。這些中藥配合使用，在中醫藥的理論，的確是祛邪直接治癌的中藥。不過中醫藥更強的地方是「扶正」這一

203

方面，亦即是說中醫藥是透過提升患者本身的免疫力，改善體質，另一方面亦改善癌症附近的微環境（microenvironment）來治療癌症。以往現代科學只著重從癌細胞當中找出攻擊靶點，利用標靶藥或者化療去治療癌細胞，但近這十年越來越多研究顯示原來癌細胞附近的組織和環境其實會直接影響藥物的療效和癌細胞的生長與凋亡。西醫雖然有這種認識，但現在暫時能夠改變癌細胞微環境的藥物甚少，亦非主流。

「益氣托毒」加強化療療效

說回中醫藥如何配合治療肺癌。大家都知道中醫藥是透過為病人斷症，辨證論治去開出適合的處方。在治療肺癌方面，其實也有一些研究顯示，部分中藥的確可以配合西醫藥物去治療肺癌。例如使用北芪這種中藥，或者含有北芪的處方，若然同時配合西醫的化療藥物（platinum compound）治療肺癌，可以減低化療的副作用，甚至可以增強化療的益處，從而提升生存率。至於實驗室研究顯示北芪的確能夠增加巨噬細胞和一種負責殺死癌細胞的淋巴細胞NK細胞的活性。北芪在中醫藥傳統理論中，具有益氣托毒的功效。益氣即是提升身體的正氣，這樣跟現代研究發現北芪能夠提升免疫力的確有點吻合。至於托毒，意思就是身體的正氣強了，便可以祛邪「托」出身體。對照現代研究，不能不驚嘆傳統中醫藥對於草藥的認識。北芪是中醫常用於肺癌的中藥之一，但使用的時候當然要先為病人斷症確認是否適合，而且也會用其他中藥輔助，甚少會利用單一種北芪去醫病。

中藥催使抗癌細胞更活躍

至於現代西醫常用的免疫療法，主要是透過注射一些免疫藥物，阻斷癌細胞釋放給身體免疫細胞的欺騙訊號，從而回復淋巴細胞認出癌細胞的能力，來對癌細胞進行攻擊。當然若然只用免疫療法一種藥物，整體有效率大概只有兩三成。有部分腫瘤假若 PD-L1 的水平很高，有效率會加大，但大部分病人都不是這樣，所以現在很多時會混合免疫療法，與化療和抗血管增生的標靶藥物共同使用。而免疫療法要成功的其中一個重點，就是淋巴細胞是否活躍，否則即使欺騙訊號給阻斷了，若然淋巴細胞沒有太大的反應，也沒有攻擊力去攻擊癌細胞。

現在實驗室研究當中，發現不少中藥也有刺激免疫細胞的功能，例如是清熱解毒的穿心蓮，研究發現能夠提升 NK 細胞分泌干擾素。又例如人參，也可以令巨噬細胞由不活躍變成活躍的狀態。而冬蟲夏草，傳統中醫認為有補肺補腎的功效，現在發現原來可以提高癌細胞附近 CD8 T 淋巴細胞的滲透，亦即是說在腫瘤附近的微環境，提升更加多的淋巴細胞包圍腫瘤。所以從此推斷，若然能夠配合免疫療法和中醫藥共同使用，有可能可以相得益彰，這個相信是未來幾年中醫藥治療肺癌的一個研究方向。

針灸飲藥緩解副作用

另一方面，中醫藥也有一個很好的輔助作用，以紓緩西醫治療的一些不適。

例如針灸可以有效減輕嘔吐、肚瀉和疲倦等症狀。部分病人做了肺部切除手術後，可能有一些神經痛，針灸亦可以紓緩這些痛楚。另一方面，病人使用了標靶藥物後，可能面部出現紅疹甚至流膿，或者口部和眼部黏膜損傷，這個時候可以用中醫藥清熱解毒祛濕的方法治療及紓緩副作用。又或者有些病人用了化療之後，可能胃口不好、肚瀉，甚至經常覺得疲累不堪，這些都可以利用益氣健脾開胃的方法改善。

另外，電療之後，可能會出現乾咳氣喘的副作用，這是因為電療後一般八星期左右會出現一些輕微肺炎，這個時候可以用養陰益肺清熱的方法紓緩症狀。

現在第三期的肺癌病人，西醫一般會在電療以後，給予合適的病人使用一年的免疫療法。很多病人會問：既然疾病都已經給電療治好了，為何仍要用免疫療法呢？

清除隱藏癌細胞免復發

原來是這樣的。

我們現在發現原來即使看似電療治好了的腫瘤，即使用 PET-CT 掃描後也找不到癌細胞有擴散，但使用一年的免疫療法作為輔助性治療（adjuvant therapy），可以大大減輕復發的風險和增加生存率，延長壽命。原來這是因為即使我們用影像也看不到腫瘤，

很多時在血液中或者在身體的一些微細地方，還有一些非常微小的癌細胞在循環走來走去，使用一年的免疫療法，正正是透過免疫系統，將這些殘餘部隊都給消滅掉，否則這些細胞就有機會故態復萌，擴散去身體其他地方。

這種理念正正和中醫藥的傳統理念非常吻合！中醫認為即使接受過手術或電療後，也要在一段較長時間內持續服食中藥，目標就是要減低復發風險，提升身體的正氣。

最後還是要強調，肺癌病情可以很複雜多變，肺癌也有不少的種類，若然使用中西醫配合治療，必須請教自己的中西醫醫生，以策安全。

參考資料

McCulloch, M., See, C., Shu, X.-juan, Broffman, M., Kramer, A., Fan, W.-yu, Gao, J., Lieb, W., Shieh, K., & Colford, J. M. (2006). Astragalus-based Chinese herbs and platinum-based chemotherapy for advanced non–small-cell lung cancer: Meta-analysis of randomized trials. *Journal of Clinical Oncology, 24*(3), 419–430. https://doi.org/10.1200/jco.2005.03.6392

Li, Z., Feiyue, Z., & Gaofeng, L. (2021). Traditional Chinese medicine and lung cancer——from theory to practice. *Biomedicine & Pharmacotherapy, 137*, 111381. https://doi.org/10.1016/j.biopha.2021.111381

肺癌不服標靶藥，
只服中藥可以嗎？

不吸煙的人患的肺癌，很多時都有一些基因突變，最常見的就是 EGFR 基因突變。已經擴散了的病人，通常只要服食口服標靶藥，病情便會得到控制，而且生存率比傳統化療高。在門診不時見到病人求診時希望可以不用服標靶藥，單純使用中藥治療。究竟這樣做好嗎？

標靶藥不是弊大於利

見過一個這樣的典型病人。他已經確診了三個多月，一直都只是服中藥藥方，並沒有接受標靶治療。生存的質素還可以，還可以自己去做運動，但他的家人卻憂心忡忡。來門診的時候，我先花點時間了解他的想法，察覺病人是因為擔憂長期服食標靶藥會有副作用，長遠可能有抗藥性，加上服食藥物的經濟負擔，因而抗拒服用標靶藥。病人和家屬都想聽一聽醫生的意見。

聽完他的憂慮後，筆者為他檢查頸部的淋巴腺。淋巴腺的癌症腫塊，好像有一些比他幾個月前掃描時大了一點點。

之後筆者就跟他詳細分析他的擔憂。

第一是標靶藥的副作用一般都是比較輕微，現在第三代的口服標靶藥的皮膚反應比第一代更加小。即使出現了副作用，西藥也有一些方法去緩和這些反應。大部分病人服用口服標靶藥的時候，基本上和正常人沒有太大分別。有部分病人可能有輕微的眼睫毛過長，或者肚瀉等問題，但一般無礙生活。加上中藥也可以幫助緩和副作用，所以其實這方面是不需要過分擔心的。

第二是療效的問題。中藥的強項是從整體調理身體，透過化痰化瘀攻堅的方法去治療腫瘤。按照病情和體質處方的中藥，還要兼顧病人當下的狀況，所以一般有補益的中藥，也有攻邪抗癌的中藥。用現代的藥理去理解，部分抗癌中藥有少許像化療一樣的細胞毒性。此外，中藥相信能夠改善腫瘤微環境（tumour microenvironment），從而間接治療癌病。所以一條中藥藥方有多種中藥藥材其實是要互補不足，整體調理醫治身體，這是中醫藥理論和藥物的厲害之處。

要留意的是中藥始終暫時未能和標靶藥一樣有那麼高的「準確性」和「特異性」，因為即使是由草藥提煉的有效物，很多時都不會只有一個靶點（target），而且藥物物質的 molecular weight（分子量）始終較大，以致滲透度低。經過現代藥物製造合成的標靶藥，由於藥物較為微細，所以滲透度高，而且藥物的靶點非常單純，能夠快速壓抑癌細胞。無論是什麼癌症，假如發現一些適合的標靶藥，應該合理地使用。

至於抗藥性的問題，現在假如第一代標靶藥失效，有部分病人只要經過基因檢測發現適合，也可運用第三代標靶藥。即使第三代標靶藥失效，有時經過次世代基因排序也可以找到相應的額外標靶藥進行治療。再退後一步，還可以利用兩種化療結合免疫療法和抗血管增生各一種的四聯合方案。加上新的藥物不斷湧現，推陳出新，實在無需為未來可能發生的事而過分擔憂，而不作第一步的治療。

再者，有初步的研究數據顯示，利用標靶藥加上同時間服中藥，有可能可以減低和延遲抗藥性的出現，上海的研究隊伍曾經發表過一個這樣的臨床研究結果。從中醫藥的理論來看這個結果是合理的。像前文提及過種子及土壤的比喻，因為標靶藥是直接攻擊癌症，就像攻擊種子一樣；一般的中藥卻是整體調理，改變身體的「土壤」，當土壤不再適合種子發芽生長，癌細胞便很難再重新擴散生長。這就是中醫藥治癌的理念。

藥物不是中西當中二揀一

想想中藥的種類，由《神農本草經》到現在二千多年，其實是不斷增長的。這是因為歷代的醫家不斷發現新的藥物，再按照中醫藥的理論體系歸類，所以學術上中藥的種類並不是一成不變。後來西醫傳入後，也有一些醫家嘗試去用中醫藥理論重新歸納新的西藥，這確是個非常有趣的課題。所以，不是說使用中藥後便要排斥所有的西藥。

　　病人聽了我的解釋，最後便答應使用口服標靶藥治療癌症，開心地離開診室。

　　但無論如何，若然要同時間使用中藥和西藥治療癌症，需要小心處理藥物的相互作用，和是否有額外毒性的問題。使用此方案之前務必先請教自己的醫生和中醫師。

參考資料

Tang, M., Wang, S., Zhao, B., Wang, W., Zhu, Y., Hu, L., Zhang, X., & Xiong, S. (2019). Traditional Chinese medicine prolongs progression-free survival and enhances therapeutic effects in epidermal growth factor receptor tyrosine kinase inhibitor (EGFR-TKI)treated non-small-cell lung cancer (NSCLC) patients harboring EGFR mutations. *Medical Science Monitor, 25*, 8430–8437. https://doi.org/10.12659/msm.917251

肺癌的中西醫治療

　　肺癌是香港最常見的癌症之一，治療視乎肺癌的種類和病情的分期。早期肺癌的西醫治療以手術或高精準的電療為主。若癌細胞已經擴散，則一般使用藥物。近十年來亦出現不同種類的標靶藥物，例如針對 EGFR 和 ALK 基因突變等的標靶藥物。這些標靶藥物的效果十分顯著，有效時長能達一至兩年。不過，它的一大問題是身體在服用一段時間後產生的抗藥性，屆時或需要配合電療，又或者以基因排序尋找另一種合適的標靶藥，否則便需要接受化療，或以化療配合電療。用於肺癌的免疫治療於近年發展蓬勃。肺癌分為小細胞肺癌和非小細胞肺癌，小細胞肺癌又可再細分為腺癌和鱗狀細胞癌。不論是哪一種，假如它的 PD-L1，即判斷免疫療法對其是否奏效的指標超過百分之五十，則可單用免疫療法來治療。

中醫藥與西醫療法的揉合

　　數年前這些藥物剛推出的時候，我曾見過一名七旬患者，他無法接受化療，PD-L1 指數卻非常高，故讓他單用免疫治療，每三星期注射藥物一次。兩三次後，他的癌指數已下降至正常水平，且

體內觀測不到其他癌細胞。可無奈地,他出現了嚴重的皮膚免疫反應,導致他不能繼續接受免疫治療。雖然如此,他在此後數年並不需要接受任何治療,本來已擴散的肺癌得到根治,即便是到了今日仍沒有復發。

誠然,並不是每個患者都能達至這樣的效果;PD-L1 免疫指標較低的患者即使選用免疫治療,很多時候也需配合化療才能達至最佳效果。這聽起來甚是矛盾——免疫治療透過激發身體的淋巴細胞治療肺癌,但化療卻通過藥物的毒性將癌細胞殺死,故亦無可避免地損及人體本身的免疫力。可是,近期研究發現適量或低劑量的化療藥物可以在殺死癌細胞、讓癌細胞釋放抗原並使淋巴細胞更能認出癌細胞的同時,亦可以刺激身體的免疫細胞,可見某些免疫療法與化療具相輔相成的效果。

在我的臨床經驗中,許多患者希望在接受西醫治療的同時使用中醫藥治療肺癌,而中醫藥能從多方面幫助肺癌患者。例如標靶藥物引致的皮疹、口腔潰瘍、腹瀉或皮膚乾燥等副作用,便可以用中藥養陰清熱的方法紓緩。此外,內地也有研究證實,以中藥配合標靶藥物可延後抗藥性的出現,延長患者使用標靶藥物的時間,令其效果充分發揮。若考慮同時使用標靶藥物和中藥時,緊記先請教醫生,協調服藥的時間,避免藥物相沖。

此外,亦有不少患者問我有關中藥和化療的配合,例如減輕嘔吐、腹瀉和皮膚變黑等副作用,固本培元的調理方針可增加白血球和提升血小板,紓緩這些症狀。至於中藥與免疫治療的配合,很

多人不知道的是，中藥有刺激淋巴細胞、巨噬細胞或抗原呈遞細胞（antigen-presenting cells）的功效，例如黃芪等中藥在西方研究中亦發現具刺激淋巴細胞、令它們更容易發揮其抗癌本領的作用。

中醫用藥需調和

與此同時，以中藥抗癌時萬萬不能只用黃芪、人參、西洋參等補氣的藥材。它們固然可以提升免疫力，可肺癌患者大多氣陰兩虛，補氣的同時需補而不燥。中藥的主要作用是提升正氣，但亦絕不可忽略其攻邪，即對抗癌細胞的功用，因此，在處方這些藥物的同時，亦可加上白花蛇舌草、連翹、銀花或大清葉等清熱解毒的中藥。同樣有實驗室研究發現，這些中藥有一定的抗癌作用；結合健脾胃或活血化瘀的藥物時，可令癌症治療更全面，故抗癌藥方中會有多種藥物互相制衡。藥方亦會根據患者身體狀況有所調整，例如這一劑以補氣為主，下一劑則針對養陰等；這也是藥方需在每一至三星期調整一次的原因。同時，藥物的調整也需視乎患者接受西醫治療後身體的變化。

可見以中西醫藥結合治療肺癌富含大學問，很難一概而論，治療時需按部就班，像下棋一般觀察敵方的變化，再調整策略，重新部署。近期內地的研究亦發現，一些中藥甚至可以提升免疫治療的功效，令西醫療法事半功倍。

最後，患者在以中西結合治療之下成功壓制疾病後，若情況穩定，亦建議以手術或電療去除中醫所講的「病灶」，避免癌症復發。

肺癌末期不是末路，基因檢測尋找 No.1 療法

　　應對已擴散肺癌（第四期）的療法，近十年發展迅速、百花齊放，關鍵在於要選擇適合該種癌症的療法。肺癌一般分為小細胞肺癌和非小細胞肺癌，非小細胞肺癌較常見，又可以再分為腺細胞癌和鱗狀細胞癌。現在基因診斷技術進步，每一種肺癌在診斷之後會做各類基因檢測，才斷定最適合的治療方法。

第三期患者電療後擴散欲轉療法

　　一個朋友的家人患上肺癌，患者是約六十五歲的退休男士，吸煙超過四十年。他一年前突然反覆咳嗽，懷疑是肺炎，入院檢查發現左邊肺部有一個很大的陰影，經肺部電腦掃描，發現肺陰影不是肺炎而是腫瘤。後來接受氣管內窺鏡檢查和抽取組織，確診為第三期鱗狀細胞肺癌。患者接受電療，但幾個月後擴散到其他器官。患者和家人甚為憂慮，希望知道有什麼治療可以採用。

標靶治療：第三代藥生存率更高

當肺癌細胞基因檢測發現了某些基因突變，第一線治療就是口服標靶藥。這類病人大部分沒有吸煙習慣，最常見是 EGFR（epidermal growth factor receptor，表皮生長因子受體）基因突變，不少非吸煙亞洲女性都是因為這個基因突變而引致肺癌。針對 EGFR 突變的藥物有很多，例如第一代標靶藥吉非替尼（gefitinib）和厄洛替尼（erlotinib），兩者都已有超過十年歷史。第一代標靶藥的好處是價格便宜，而且在公立醫院的合適病人可獲政府津貼。用藥後，幾星期內已經會見到明顯好轉，腫瘤縮小和症狀減輕。常見副作用是面部和其他地方出現皮疹、輕微肚瀉、口腔潰瘍、眼睫毛增多等。大多數病人副作用輕微，可以過正常生活。但第一代標靶藥一般在十二個月（中位數）後產生抗藥性，這時需要抽取血液或細胞去看看有沒有其他基因突變；若有，例如 T790M 突變，便可以轉服第三代標靶藥奧希替尼（osimertinib）。

第三代標靶藥一般副作用比第一代少，而且藥力更強，特別是藥物滲透到腦部的穿透率較高。肺癌轉移到腦部的病人，使用第三代標靶藥會比第一代更好。近兩年研究又發現，病人初次確診後馬上用第三代標靶藥奧希替尼，生存率比先用第一代再轉用第三代更高，所以現在國際指引是第三代可作為一線治療。第三代標靶藥的壞處是價錢昂貴，公立醫院中只有小部分有腦轉移的病患才適合申請資助，否則病人需要自費用藥。另外，還有第二代標靶藥的選擇，如阿法替尼（afatinib），它對 EGFR 基因突變中部分罕見的突

變都有療效，但其副作用如口腔潰瘍和腹瀉較為嚴重，病人使用時要特別留意。

基因排序進步，助「個體化治療」

除了 EGFR 突變，還有其他基因突變，但都較為少見，例如 ALK、ROS1、BRAF 基因突變，可以選用針對個別情況的口服標靶藥，療效一般都非常顯著。此外，現在基因排序方法日新月異，肺癌患者可將腫瘤細胞作次世代定序（next-generation sequencing），有可能找出一些非常罕見的基因突變，可以使用非典型的標靶藥治療。相信隨著這個科技越來越普及，在不久的將來，所有肺癌患者都有自己的癌細胞基因排序結果，可以安排更針對性的「個體化治療」。

免疫療法：將成治療骨幹

無論對付哪一種肺癌，免疫療法的地位都越來越重要。現在較常用的免疫療法是阻斷 PD-1／PD-L1 訊號，使癌細胞無法欺騙身體的淋巴細胞，激活淋巴細胞從而直接攻擊腫瘤。免疫療法的副作用比傳統化療少，大部分病人只會感到輕微疲倦。但由於免疫系統被激活，有些時候病人會遭自身免疫系統攻擊自己身體，常見有輕微皮疹，或甲狀腺等內分泌器官功能失常。另外約 5% 至 10% 病人的免疫系統會攻擊自身器官，造成嚴重的自身免疫反應，導致肺

炎、肝炎、腎炎等。因此，醫生用藥後須密切監察，若發現早期副作用出現，要馬上採取應對措施，確保免疫療法安全。

配合化療，相輔相成

若患上鱗狀細胞癌或腺性肺癌，而癌細胞樣本 PD-L1 檢測水平很高（不低於 50%），治療上可直接使用免疫療法（PD-1/PD-L1 checkpoint inhibitors），如匹博利組單抗（pembrolizumab），一般治療反應非常明顯，可以免卻化療。若 PD-L1 檢測水平低，單使用免疫療法的療效並不顯著；但若同時配合化療，有相輔相成的效果。舉例說，對付小細胞肺癌，使用化療組合順鉑 + 依托泊苷（cisplatin-etoposide），再加上免疫治療藥物阿特珠單抗（atezolizumab），證實比單用化療的療效更佳。又例如腺性肺癌，可使用化療組合培美曲塞 + 卡鉑（pemetrexed-carboplatin），再加上匹博利組單抗，療效比單用化療大大提升。

有部分在第一和第二線治療使用口服標靶藥的病人，當藥失效後，同時使用化療和免疫療法，療效亦相當顯著，更勝過往單純使用化療。無論是哪一種肺癌，免疫療法都會慢慢成為治療骨幹。

化療：與免疫治療雙管齊下

提起化療，很多病人都聞風色變，主要因為副作用不少。其實現在化療藥物已經大為改進，適當使用化療，特別是配合免疫療

法使用，對於治療肺癌是利多於弊。一般常用化療藥物有順鉑、卡鉑、紫杉醇（taxanes）、培美曲塞、吉西他濱（gemcitabine）、依托泊苷等。醫生選用化療藥時，除了考慮肺癌種類，亦要考慮病人的身體狀況、肝腎功能等，從而選擇最合適的化療藥。化療一般需要六個週期，每個週期約三星期，所以病人會接受四個月左右的化療，之後會因應情況停藥，進入藥物假期（drug holiday）。另外，某些藥物如培美曲塞＋卡鉑混合化療，在四至六個週期之後，可以選擇單一藥物培美曲塞用作長期維持性化療（maintenance chemotherapy），有助阻止病情惡化。

骨針：減低癌細胞轉移骨骼

除了上述針對腫瘤的治療外，亦有保護骨骼、減低癌細胞轉移到骨骼的「骨針」：雙磷酸鹽（bisphosphonates）和地諾單抗（denosumab）。此外，適當利用電療，特別是高精度立體定位放射線治療（stereotactic body radiation therapy, SBRT），對某些「寡轉移」的病人甚至可以達到痊癒的效果。

病人聽過解釋之後，心情稍為放鬆。首先安排在他早前抽取的腫瘤細胞樣本作基因測試和 PD-L1 水平檢測，收到報告後，才探討下一步的治療方案。

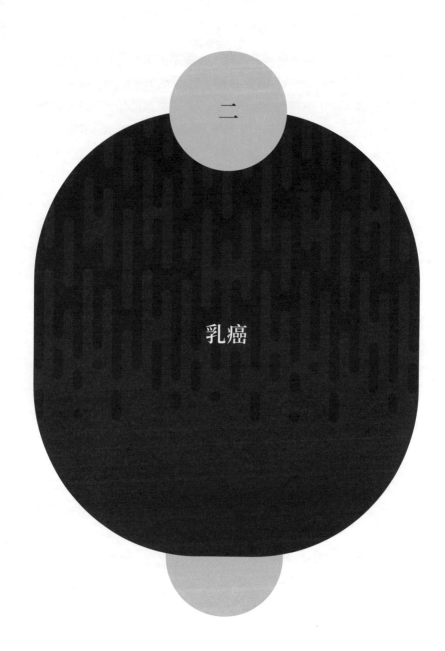

二

乳癌

中西醫制定「兵法」，
互補抗乳癌

久不久在門診遇到一些乳癌病人，本來可以手術切除根治，但病人選擇另類療法，沒有接受正規治療。過了一段時間，發覺腫瘤越來越大而且開始潰瘍，甚至伴發淋巴或遠處擴散，影響了根治機會。

原來我的觀察在文獻上亦有記載。美國耶魯大學在 2018 年發表文獻，回顧 2003 至 2014 年病人資料庫，發現有超過 190 萬病人（包含四種癌症）只用另類療法，沒有接受西醫正規治療，死亡率高一倍；而乳癌病人死亡率甚至高四倍。但同時使用西醫治療和另類療法的病人，生存率沒有減低。這樣說明利用另類療法問題不大，但決不可忽略西醫和正規治療。

針灸緩解潮熱，助止痛止嘔

那麼中醫又如何？在我看來，中西醫結合是互相補足，若能夠妥善利用中西這兩種療法，在治療乳癌方面可以達到 1+1 大於 2 的效果。

以針灸為例，即使在西方社會，特別是美國，非常接受以針灸作為乳癌輔助治療。現在已有足夠科學證據，證實針灸能夠幫助紓緩乳癌不同症狀，如有效緩解因服用口服荷爾蒙藥所產生的潮熱。另外，針灸可幫助止痛、止嘔和增加體力。不少病人接受化療後都會有情緒緊張和失眠的症狀，這個時候針灸可以幫忙。以上列舉的都是美國醫學界所認同針灸的功效，因以上問題接受針灸亦都得到保險保障。

中藥改善恢復期體質

針灸在西方社會被廣泛接納，中藥呢？這方面西方研究較少，接受程度亦較低；反而香港和其他華人社會，利用中藥治療癌症比針灸較為普遍。中藥在乳癌治療各個階段可以發揮不同作用，例如病人手術後化療，可利用處方中藥來減輕各種副作用，如嘔吐、腹瀉、手腳麻痺等。在癌症完全消失後，即影像或抽血都檢測不到癌細胞，透過中醫四診，很多時會發現病人體質還有一些偏差，例如痰濕過盛又瘀血阻塞。利用中藥活血化瘀化痰濕，固本培元，改善體質，可避免疾病死灰復燃。所以在疾病恢復期，切不可掉以輕心。西醫在這階段，除了某些病人需要荷爾蒙藥之外，並沒有其他治療，而中醫藥在這方面可以發揮所長。

另一方面，對於轉移了的乳癌，西醫有很多不同藥物作出針對性治療。除了傳統化療，還有標靶藥、荷爾蒙藥、免疫療法，甚至是以上各者混合使用。加上不少病人，例如部分骨轉移病人，接受

高劑量電療可有效控制病情，現在腫瘤科對於治療乳癌，可以用的「招數」多不勝數。中醫也有不少「招數」，按照病情和體質，辨證論治，例如有病人接受西藥治療後，出現胃口欠佳、手腳無力、肚瀉等脾胃氣虛症狀，可以透過中藥如香砂四君子湯健脾胃補氣；有病人體內熱毒非常厲害，可用黃連、蒲公英、白花蛇舌草等中藥清熱解毒抗癌。以上只是例子，實際用藥要因病人而異。

掌握中西藥藥性免「撞」

中西藥並用的困難是要考慮西藥和中藥的相互作用，亦即平日所講會否「撞」。不少西藥需要透過肝臟不同酵素分解或激活，而各種中藥對於西藥代謝的影響存在很大未知數。可幸的是，現在我們有一定數量的文獻和資料，可以尋找中西藥之間會否「衝撞」及其影響之大小。加上臨床醫生對中藥和西藥藥性的認識和掌握，定期為病人驗血和跟進治療進度，所以臨床上影響並不大。

除了中西藥衝撞的問題外，中西醫在乳癌不同階段的切入點，並沒有很清晰的答案。即何時用西醫，何時用中醫，何時中西醫共用等，是複雜問題，很難透過一個或幾個第三期臨床研究所能夠解答。更重要的是像下棋一樣，定下不同「策略」，這方面有待中西醫兩方專家一齊去制定「兵法」。

反思中醫在乳癌治療之定位

2021 年中西醫結合學會舉辦了一個乳癌網上研討會，雲集了中西醫治療乳癌的醫生和學者，一同探索究竟中西醫如何可以更好地配合治療乳癌。該次網上研討會有超過三百位醫生參與，實在難得。筆者有幸成為最後一位講者，主題主要是帶動大家思考中醫在治療乳癌的角色。

受西方認可的輔助療法——針灸

中醫藥特別是針灸和穴位按壓等，可以作為乳癌治療的輔助療法，這方面連西方國家都認可。例如針灸可以治療因化療引起的嘔吐或因化療引起的記憶力衰退和失眠，又可協助紓緩因為食荷爾蒙藥引起的潮熱。當然對於紓緩癌症疼痛的針灸配合藥物治療也有科學證據支持。另外中藥方面，一些文獻回顧發現有初步證據證明中藥假若配合化療共同使用，有可能增加生存率。

中醫作為支援性的治療當然是重要，但中醫的理論是否能夠根本地增加對乳癌的認識，甚至指導中西藥共同配合，提升乳癌治療

的效果？若然香港能夠成功做得到，那麼香港的醫療就可以有所突破。

氣滯誘發乳癌

研討會中我舉了幾個例子。中醫認為乳癌多少和肝臟經脈氣滯有關，肝臟的經脈有兩內循環線圍繞乳房，尤其是以乳房外側為多，這可能可以解釋為何乳癌在乳房外上側為多。而肝臟主筋，在現代醫學來看即當中同時包括各結締組織（connective tissues）和筋膜，現代實驗室實驗證明這些結締組織的確會影響癌細胞是否生長或擴散。而腫瘤附近的結締組織越多，纖維化亦會較多，腫瘤較為硬化，而已經知道的是若然乳癌硬化度高，癒後情況會較差。其中一個原因是各種纖維組織一方面令癌細胞因而擴散，另一方面有礙化療藥或免疫療法發揮功效。中醫用軟堅散結、疏肝柔筋的方法治療乳癌，可能和化療或免疫療法相得益彰。當然這方面還需要更多臨床研究證實。

乳癌病人打化療後脫髮，
中藥有幫助？

不少癌症病人特別是乳癌病人，在手術後都需要做術後化療，其中一個最困擾乳癌病人的化療副作用，不是嘔吐或者胃口差，而是打了化療針之後會掉頭髮，影響外觀。這方面中醫藥可以有幫助。

第一，其實不是每一種化療藥都會導致脫髮。乳癌病人術後常用的 taxanes（紫杉醇類，俗稱白針）會令患者掉頭髮掉得比較厲害，很多時打一針，頭髮就差不多脫至所剩無幾。另外一種化療藥 anthracycline（俗稱紅針），掉頭髮的副作用不及白針大，但是打了三針之後病人也會掉不少頭髮。

毛囊細胞暫停生長致脫髮

首先說說化療後脫髮的原因。原來化療藥物是對不斷急速生長的細胞產生作用，具很大的毒性及破壞力。因為癌細胞生長速度比不少正常細胞都較急速，這就是化療可以殺死癌細胞，而相對較少傷害身體的原因。因為身體頭髮的毛囊其實都屬急速生長的細胞，

所以化療藥物就會誤中副車，被這些毛髮毛囊細胞吸收，令這些細胞暫時停止生長，引起脫髮的副作用。

不過乳癌病人無須擔心，其實在完成化療之後，頭髮總是會長回來的，因為毛孔只是暫時休眠而不是死亡，不過要留長頭髮也需要些時間。

那中醫又可怎樣幫忙呢？

頭髮亮麗靠養血

所謂「髮為血之餘」，即是說中醫認為血充足的話，頭髮自然會變得漂亮健康。

不少化療都在損傷氣血，再加上患癌之後，因為睡眠質素下降，加上經常憂慮就會損傷肝血，血不足自然頭髮不好，所以中醫治療化療後的掉頭髮就是用養肝血的方法，常用的中藥有雞血藤、熟地、黃精、黑豆等。

但要留意不是一股腦兒用大量的補血中藥就可以幫得上忙。例如不少癌症病人其實本身身體也有熱毒在裏面，而不少補血的中藥也是帶有溫性的，所以只使用補血的中藥有可能適得其反。很多時中醫會用其他中和熱性的中藥達到清熱涼血的效果，例如牡丹皮、仙鶴草、側柏葉等。

也有病人其實是因為血瘀甩頭髮，簡單而言就是血其實不是不夠，只不過無法流到頭皮毛囊之下，這時又要配合中藥通經絡化瘀血的方法治療。

不少人都知道中藥何首烏可以補血養髮，然而使用這中藥要非常小心。首先，生的何首烏其實對肝臟有一點毒性，長期服食的話會引起肝炎和肝功能損害。不過現在市面所用的大多數是製過（經加工）的何首烏，毒性已經大大減輕；但假如長期服用又或者大劑量服用，偶爾亦會見到病人的肝酵素出現問題。在華人地區不少時候都會聽到過量服食何首烏引起肝衰竭的報道。所以，要使用這一類中藥必須先請教自己的註冊中醫師。

總之用中藥其實很講究配合，要依據病人的體質和病程進展而有所變化，使用前務必與醫生溝通。

中醫藥與乳癌治療

氣鬱則生癌

不少乳癌患者都選擇以中醫藥輔助治療。中醫認為乳癌與心情鬱結，即肝氣鬱結有莫大的關係。肝的經絡從大腳趾沿著大腿內側直達腹部，而它的其中一道分支則包裹著乳房，故中醫認為乳癌源於這道經絡的氣機鬱結和積聚。臨床上，許多乳癌患者亦出現肝氣鬱結的情況，例如心情長期緊繃、神經質、長期處於情緒壓抑的狀態或容易生氣等。於西方的流行病學而言，也有不少研究數據顯示，乳癌患者發病時大多在生活裏經歷著重大的變化，如婚姻破裂、家人離世、事業失利等，間接印證中醫的病理。

疏肝亦疏癌

除了肝氣鬱結，乳癌亦與筋膜有關。中醫認為肝主筋，筋除了包括手腳趾的筋絡，也包括筋膜；而筋膜包裹著肌肉層外圍，尤其在乳房、頸部、背部及上肢較多。現代研究發現，若筋膜較硬或較緊，便有利於癌細胞生長及擴散，更會降低免疫細胞功能。由於肝

主筋，肝氣鬱結會導致筋膜變硬，從而有利於產生癌症。所以治療乳癌時注重疏肝理氣、舒筋活絡，方能令癌症散去。這也正是乳癌細胞手感較硬的原因——除了因為癌細胞數量多，更由附近的筋膜硬化所致。

中醫藥助抗乳癌

中醫藥能多方面輔助乳癌治療。接受化療時，許多乳癌患者都擔心出現四肢麻痺、手指變黑、頭髮脫落等情況，而中藥則能大大減輕這些副作用。患病時間一長，乳癌患者或會出現精神上的症狀，如心情緊張、嚴重失眠、經常哭泣或情緒激動、思緒不寧及胃口不佳等，這些都與肝氣鬱結或肝氣過盛有關。事實上，最困擾乳癌患者而西藥未能有效緩解的化療副作用是失眠。即便許多患者都嘗試服用安眠藥，卻都仍難以入睡。中醫方面，研究發現利用針灸，如對頭皮或對肝的經絡施針，有助患者放鬆心情，幫助睡眠。而良好的睡眠質素有助提升免疫力，幫助患者康復。另一種常見的副作用則是四肢麻痺，中醫來看病因是氣虛及經絡阻塞，早期利用中藥及針灸便能達到紓緩效果。

用藥需制衡

一些中藥如王不留行、蒲公英等都有一定的抗乳癌的作用。須注意的是，藥方裏需要不同中藥相互制衡，才能避免過度寒涼或

毒性過高。如長期在沒有其他中藥制衡下服用大量王不留行，有可能會引起肝毒。與此同時，許多乳癌患者除化療以外，亦有服用口服標靶藥、荷爾蒙藥或使用針劑標靶藥，不同的藥物亦有可能與中藥產生相互作用（即增強或削弱了藥效，甚至出現預期以外的效果）；故使用中醫藥治療時，需了解西藥的副作用，再與中藥藥性相互配合。

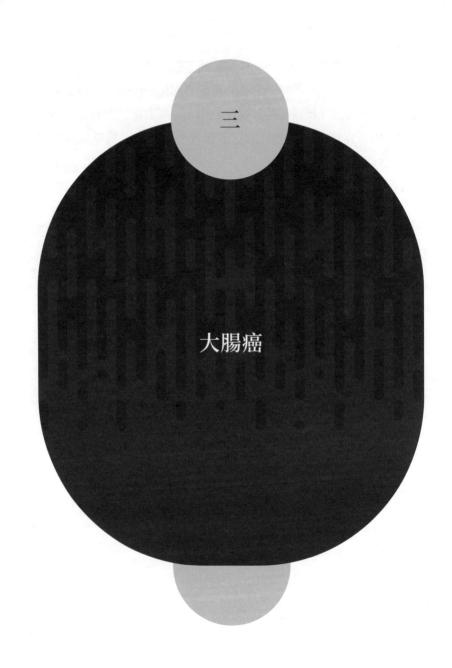

三

大腸癌

如何用中藥
協助醫治大腸癌？

　　大腸癌可以說是香港三大癌症之一，發病人數越來越多，而且和西方社會一樣逐漸有年輕化的趨勢。寄望長遠隨著大腸癌篩查計劃的普及，使長遠大腸癌的發病率和死亡率逐步減低。話說回來，究竟中醫藥如何理解大腸癌呢？

濕熱積於腸即成發炎

　　首先從西醫的病理入手，大腸癌大多是有一些良性的大腸瘜肉，慢慢經過一段長時間才會演變成為癌症。當中一般估計需時幾年到十年的時間才會變成癌，所以假如早期發現瘜肉，再把瘜肉切除，便可以預防大腸癌的發生。亦有小部分病人是由於大腸免疫系統因疾病長期發炎，又或者遺傳因素而引發疾病。

　　無論如何，大腸瘜肉起初其實是由一些發炎引起。這種發炎可能是由一個不良飲食習慣，又或者大便長期不通所引起，這個觀念跟中醫認為大腸癌和大腸瘜肉是由於濕熱積聚於腸胃也是同一樣的道理。

　　濕熱，簡單來說就是身體的一些廢物，而不少是從飲食而來的。很多食物都會引起濕熱，例如油份過量的醃製食物、肉類，又或者茶酒過多。長時間的濕熱積聚於腸胃，慢慢影響了大腸的黏膜，濕熱的熱，就是類近於大腸長期處於一種發炎狀態。所以有些研究發現某一類抗氧化物可以減低發炎，有可能可以減低大腸癌的風險。

　　這類病人的症狀包括大便經常稀爛，而且黏性很高，又或者有一種好像每次去完大便後「屙唔清、抹唔清」的感覺。這一種症狀會長期出現。同時，這一種人的舌苔亦較為厚，甚至根部有點發黃。另外有一些病人濕熱積聚較為嚴重時，可以反過來變成經常便秘，這個情況可以說是熱重於濕。

平衡西醫治療進程去濕熱

　　所以中醫藥治療大腸癌和大腸瘜肉的方法是清濕熱。清的方法有很多種，第一種是用所謂利用小便的方法，藉小便把濕熱排出。第二種是利用瀉下的藥物，把濕熱從大便直接排出。第三種是直接用清熱的藥物，這類藥物通常都較苦，例如是黃連、苦參，這兩種中藥味道都是非常苦的，而在一些基礎研究上，發覺這一類藥物的確有一定的抗癌作用。但當然，要以中醫藥治療大腸癌的話不能單靠一類藥物，否則過量使用的話有可能損傷病人身體的正氣，所以一般中藥處方都會兼顧各方面進行一個平衡的治療。

　　中醫藥的使用亦要視乎病人當時西醫治療的階段，例如病人是剛剛手術後，傷口未完全癒合而且人虛弱，這個時候著重的是益氣養血，好讓病人快一點回復，反而清理濕熱的藥物可以暫時不用。某些病人進行術後化療的時候，會出現常見的副作用如惡心嘔吐、皮膚較黑、手腳甩皮、手腳麻痺等，這個時候又要採用相應的對策，例如健脾化濕開胃和益氣通經活絡治療手腳麻痺等。假如病人已經完成了化療，那麼中醫藥可以集中清濕熱或化瘀血，改善病人的體質，目標是預防復發。另外有一些病人本身癌症已經擴散了，有些時候一些標靶藥會令皮膚出現很多紅疹、口乾甚至有口潰瘍情況，這時要加入清熱養陰退疹的藥方。若果病人的病情在西藥下仍未足以受控制或完善，那麼除了清濕熱外，也要加入一些抗癌解毒的藥物。

　　無論如何，要保持大腸的健康，注意飲食，保持大腸通暢，多食一些「抗炎」的食物，例如是新鮮的蔬果，同時減低進食燒烤後的紅肉和醃製食物，從中西醫兩方面來看都有好處。

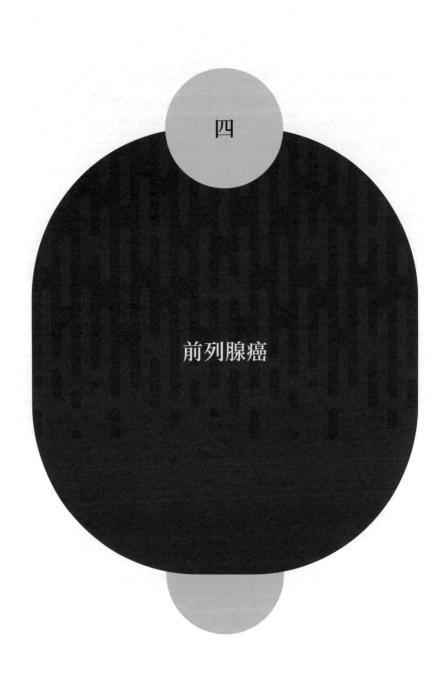

四

前列腺癌

前列腺癌生得慢，
不需治療？

答案是：當然不是！

有一個病人差不多七十歲，前列腺癌已有擴散，他說癌指數慢慢上升之前有人跟他說，前列腺癌生得很慢，不會影響到他的生命。我馬上看一看他之前的活體組織切片檢查報告（活檢報告），發現他的前列腺癌 gleason score 達 9 分（之後會作詳細解釋）。這一種如此高分的前列腺癌，生得很快，病程進展亦很快，不作治療的話絕對會危害生命。

前列腺癌雖然分為一至四期，但是實際上最重要的只分兩種：一種是未擴散（即局部疾病），一種是已經擴散。

未擴散階段的風險等級

未擴散屬局部疾病的前列腺癌至少分為三個等級：低風險、中風險和高風險。至於如何劃分，主要有以下幾種因素：

第一種指標是癌指數 PSA（Prostate-Specific Antigen，前列腺特異抗原）的水平。以 10 和 20 作為分野去分成低、中或高風險。如果癌指數超過 20，單是這一指標已經可以斷定是高風險疾病。

第二種指標是前列腺癌在局部涉及的範圍，或者叫做局部的期數。例如癌症在影像學上只是佔左右其中一邊並少於一半，就屬於低風險。假若癌細胞已經超出了前列腺的外膜，甚至侵蝕其他附近器官，就已經是高風險。

第三種指標是癌細胞活檢出來的細胞分化度，亦稱 gleason score。分數最低是 6 分，最高是 10 分。分數越高代表癌細胞未分化程度高，即是癌細胞不像前列腺本身的細胞，亦即代表細胞分裂得很快，生長速度高。這代表此疾病擴散的機率很大。假如是 6 分，就代表和前列腺本身的細胞樣貌較為相似，生長的速度較慢。

所以三種風險，就靠以上三種指標去衡量來制定。

各風險的治療方針

低風險的病人可以暫時不作治療，只作密切監察，有需要可作電療又或者手術去根治。有些病人因為年紀太大，可能只需定期監察就足夠，避免為病人帶來更多副作用。

　　中高風險的病人則需要進行手術或者電療，有部分要配合荷爾蒙藥。而若然要使用荷爾蒙藥，高風險的病人一般使用的時間較長。

　　當然以上所說的都是簡化了的分級方法，實際還有其他的考慮。

擴散後的治療大不同

　　那麼癌症已擴散的病人呢？

　　要斷定病人需要較為進取積極的治療，還是使用一些較為簡單的荷爾蒙治療，主要取決於擴散的疾病所牽涉的器官有多少，以及視乎本身的 gleason score。

　　假設有兩位病人都已有擴散，但是一個只是盆腔有非常少量的淋巴轉移，可能除了荷爾蒙治療，都不需要使用化療或者標靶藥物。但另一個病人可能一發病便已經發現骨頭，甚至肝臟和肺部都有擴散癌症，那麼就要化療和標靶藥物一同使用。

　　除了如上述所說，疾病本身的 gleason score 也說明了疾病擴散和生長的速度。所以就算只有幾粒淋巴轉移，但是可能已有 10 分，都要盡快用比較進取的藥物治療，否則病情很快便會轉移到其他身體重要器官危及生命。

　　所以我常跟病人說每個前列腺癌病人的癌細胞情況都不同，就算大家都是第四期擴散，病人治療的方法和積極性也可以有很大分別。千萬不要聽信前列腺癌生得很慢就置之不理，否則可能錯過醫治的黃金機會。

前列腺癌手術後，
何時開始電療？

　　一般早期或中期的前列腺癌，無論做手術或者做電療都有可以根治疾病的機會。有部分病人做手術後，起初沒有問題，癌指數一直接近零。兩三年後覆診的時候見到癌指數 PSA 緩慢地上升，可能癌指數只有零點幾，看似水平很低，但其實已經算是一種復發。這種情況學名叫做 biochemical recurrence，即只是癌指數上升，但用傳統電腦掃描卻見不到實質疾病復發的位置。

　　這時候很大可能有癌細胞殘留的地方，是在以往進行前列腺手術的位置，學名叫做 tumour bed。有這種情況發生是因為可能本身前列腺癌局部的期數深，例如已經蝕穿了前列腺的外膜，又或者手術的時候邊位沒有全部切除（positive margin，在邊位呈現癌細胞陽性反應），所以有可能在局部殘留了一些癌細胞，再隨著時間慢慢重新生長。

　　所以一見到 PSA 不是零，而是緩慢地上升，便應該盡快接受放射治療，亦即常說的電療。

究竟 PSA 水平達到什麼程度才應該要電療呢？以往的講法是達到 0.5，又有講法是應該 0.2。但其實是越早電越好，因為原來在癌指數處於低水平的時候越早接受電療，治癒疾病的機會便會增加！

所以簡單一句：當 PSA 指數開始上升，便要盡快接受電療。

新技術減少電療不適

究竟電療要電多少次呢？答案是最少三十二次，一般都是三十三次。最新的研究顯示一般這樣的劑量已經足夠，再高的劑量並沒有明顯增加治癒的機率，反而副作用較大。除非是非常高風險的病人，才要接受高劑量電療。

很多人都問究竟這一種電療副作用是否很大？的確術後的電療比沒有做手術的前列腺癌的電療副作用稍為增多，這是電療的影響範圍問題，因為當中可能會電到較多小腸部分。由於前列腺已經切除了，所以要電原本前列腺所在的地方便會增加電到其他器官的風險。雖然說副作用增加，但是通常都不是太嚴重，例如會短期出現尿頻、尿急、尿痛，或大便次數增多、有痔瘡等，絕大部分病人都不需要經過其他特別治療就會自然康復。

現在較新穎的方法是在電療之前做一個針對 PSMA（Prostate-Specific Membrane Antigen，前列腺特異性膜抗原）的正電子掃

描，因為這種掃描的敏感度高，所以可藉此找到殘餘的癌細胞實質所在的位置，那麼設計電療的時候便可以更加精準了。

荷爾蒙藥亦起效

至於需否用荷爾蒙藥，這方面暫時在臨床數據上仍有一些爭議。但對於癌指數較高，例如高於0.5，又或者本身癌細胞較活躍，即我們所說的 gleason score 9 或 10，很多時醫生都會衡量病人情況，給予一到兩針的荷爾蒙治療，相信這樣做可以減低復發及擴散的風險。

前列腺癌電療
最快五次搞掂

　　一位八十歲的伯伯發現早期前列腺癌，由泌尿科醫生轉介至臨床腫瘤科接受治療。一般早期前列腺癌治癒成數很高，由於手術和電療都有相等的治療效果，所以病人和家屬都不希望冒全身麻醉風險做手術。

低風險靠電療可根治

　　如前文提及，前列腺癌一般分為三類：低風險、中度風險和高風險，透過抽針化驗細胞分化程度（gleason score）、臨床上癌症分期和癌指數高低作分類。無論哪一種前列腺癌都可以透過電療作根治性治療。三個類別在治療方式和時間上的分別：低風險前列腺癌不需要用抗男性荷爾蒙藥物治療，其他兩種則需要在電療時再加上抗男性荷爾蒙治療；中度風險一般需要半年藥物治療，高風險則需要一年半至三年藥物治療。

　　幸運地，伯伯的前列腺癌只是屬於低風險，單用電療已經可以根治，而且治癒率超過90%。

大便出血、肚瀉等副作用兩年後緩解

電療有什麼副作用？副作用分為兩大類：早期和長期副作用。早期副作用只會在電療期間出現，通常在電療完成後一兩個月便會慢慢好轉，包括肚瀉、大便次數頻密、小便赤痛、小便困難、身體疲倦等，情況因人而異；不少病人在電療期間完全沒有副作用。長期副作用一般在電療完成半年後出現，包括大便輕微出血、長期肚瀉、小便頻密、影響性功能等。不少長期副作用約兩年後會慢慢緩解。而嚴重副作用如大小便嚴重出血，甚至腸道穿孔，發生機率少於 3%。

伯伯家人問到，病人需否持續兩個月、星期一至五到醫院接受電療呢？家人擔心病人年事已高，要每天來回醫院會帶來很大不便。其實對於低風險的前列腺癌，電療療程已經縮短至四星期，甚至可以再縮短至只做五次，只需要一星期多就完成。

傳統電療

電療，即利用輻射 X-ray，以各種影像定位技術，將 X-ray 集中並殺滅癌細胞。前列腺癌電療，電療輻射總劑量一般為 76 至 78Gy（Gray，戈雷，電療輻射量單位）；傳統電療每天只會給予 2Gy 劑量，所以電療總日數一般為三十八至三十九天。為何不能一天給予全部劑量呢？因為前列腺附近有很多正常組織，如膀胱、直腸、小腸、淋巴腺和血管等，這些正常組織無可避免地會受到一定

程度 X-ray 傷害,所以每天給予 2Gy,好讓這些正常組織不會在一天內受到太大傷害,給予時間修補,減低副作用。此外,電療效果會在氧氣充足時大為增強,所以將電療分成三十多次,令癌細胞在一次電療後,血管重新讓氧氣滲入癌細胞當中,第二天電療療效得以維持。這就是電療中所說的再氧化(reoxygenation)。

但傳統電療有一個明顯壞處,就是讓癌細胞有時間「唞啖氣」,癌細胞亦會進行修補(repair),甚至若電療療程拉長,癌細胞可能持續分化而再增多(repopulation),減低電療根治的機會。另一個明顯弊端,就是傳統電療需時長,不利於病人每天來往醫院。前列腺癌患者一般年紀較大,可能行動不便,這樣就更加麻煩。

低分次放射治療(hypofractionation)

低分次放射線治療(電療),即是在每一次電療給予更高劑量,並減少電療次數,從而達到和傳統電療相同的治療效果。過往不能這樣做,是因為定位影像和電療儀器準繩度不高,限制了每天電療劑量為 2Gy。但現在電療儀器準繩度大大提高,所以低分次放射治療越來越受歡迎。

根據英國 CHHiP Trial 和加拿大 PROFIT Trial 這兩個大型研究結果顯示,採用低分次放射治療,療程可以由過往差不多四十次,縮減為二十次,治療次數減少一半。研究發現,採用低分次放射治

療的療效和傳統電療基本上是一樣。至於副作用,無論是低分次電療或傳統電療,早期和長期副作用並無分別。

在低分次放射治療當中,每天給予劑量是 3Gy,病人需要二十天治療,所以總劑量是 60Gy。大家或會有所疑惑,低分次電療總劑量是 60Gy,而傳統電療總劑量有 76Gy,劑量少了,根治腫瘤的機會豈不會降低?為何研究顯示兩者分別不大?答案正如上述所說,因為每天劑量大了,癌細胞能夠「唞唞氣」(repair and repopulation) 的機會減少,所以增加了每次治療殺死癌細胞的數量。因此,當每天劑量不是 2Gy,總劑量便不能和傳統電療直接對比,而需要考慮癌細胞修補能力的差異。這就是放射學中所講的「生物等價劑量」(biological equivalent dose)。簡單來說,就像不同國家的貨幣,一百澳元和一百港元不能直接對比,必先將兩者轉化為美元才作比較。

低分次電療是一個方便快捷而且有效的治療方法,無論在北美洲或歐洲,已成為低風險和中風險前列腺癌的治療標準。

高精度立體定位放射線治療 (stereotactic body radiation therapy,簡稱 SBRT)

SBRT 是高精準的電療,在前列腺癌治療中越來越受歡迎。SBRT 用於治療前列腺癌,只需五次電療。SBRT 較低分次電療每次所放出的劑量還要高,每次高達 7.25Gy,總劑量為 37.25Gy。生

物等價劑量仍比上述兩種電療高。正如之前提及，每一次電療都給予那麼高劑量，影像定位準繩度必須很高，否則前列腺旁邊的膀胱和直腸會受到很大破壞，可以引起器官穿孔或流血等長期副作用。

要達到高精準電療，就需要好像 GPS 一樣準確的影像定位，而且病人需要作膀胱容量控制和直腸排空。

首先，每次做 SBRT 前，病人需要做一個快速電腦掃描，確保電療目標準確無誤，而且沒有過多的膀胱和直腸進入高劑量電療範圍中，否則有可能出現危險副作用。

另一方面，由於前列腺在身體的位置並不是固定，會受膀胱尿液容量和直腸糞便儲存量影響，所以病人每次治療前需要先排尿，再飲下一定分量清水，以確保每次膀胱儲尿量一致。另外，每天治療前，需要用排便藥清空直腸。所以年紀較大的病人，若不能配合這些指示，可能並不適合 SBRT。

這技術已使用差不多十年，近年有越來越多研究比較 SBRT、傳統電療和低分次電療，發現療效都一樣，甚至有部分研究顯示 SBRT 更勝一籌。至於副作用方面，SBRT 比其他兩種電療沒有明顯增多。現在更有進行中的研究，將 SBRT 劑量提高至 37.5Gy，甚至 40Gy，相信未來治療前列腺癌的效果將會更好。

伯伯和家人聽了解說後，最後選擇了低分次放射治療。

前列腺癌的中醫治療

前列腺癌方面，西醫有眾多的治療方法。中醫方面又有怎樣的治療方法呢？

不少的案例也見到有些病人因為年紀大，患了前列腺癌卻不想接受西醫治療，服食了中藥之後有一些病人的確會見到癌指數下降。究竟中醫怎樣看待前列腺癌這一個病呢？

中醫角度：前列腺屬腎

傳統中醫並沒有記載前列腺癌這一個病，亦沒有獨立列出前列腺這一個器官。這個也不奇怪，因為前列腺在身體裏算是一個非常微小的器官，它位於膀胱和男性尿道的中間，所以傳統中國解剖學可能沒有特別將它從膀胱器官分別出來，列為一個獨立的器官。但現今中醫藥的認識，認為前列腺癌屬於「腎臟」所管轄。這裏說的腎是指中醫的腎臟。中醫五臟六腑的腎，其實是指一個腎相關的系統，包括了腎臟腎上腺、膀胱尿道、性器官和下腰後背肌這一個區域，都屬於腎的管轄範圍。所以對於前列腺癌，中醫一般作為腎和膀胱的病患處理。

翻查現代不少中醫文獻，發現名家對於前列腺癌的中醫病理病機並沒有共識。單從中醫的理論作出思考，前列腺癌位於陰莖後面，位置正正是會陰穴的深處，亦是任督二脈交匯的地方。人的下部，正是濕熱最容易下注的地方。很多早期前列腺癌患者並沒有症狀，即使有一些已經早期擴散了的病人，症狀也不明顯。但若然細心查問，除了排尿的各種症狀外，很多病人都有濕熱的症狀，從看舌頭和把脈也看得出來。所以中醫治療前列腺癌，清理濕熱是其中一個重要的部分。一般常用清利濕熱的中藥包括土茯苓、澤瀉、車前子等。

前列腺癌多因濕熱起

回歸基本步，從中醫角度來看為什麼會有前列腺癌呢？又為什麼西方社會有特別多前列腺癌，而在香港這個發達地區病發率也慢慢上升呢？當然人口老化和人均壽命增長是重要原因，但我懷疑和我們的飲食習慣變得西化有關係，例如喝酒、飲凍飲、多進食奶類和大塊肉類等，這些都是濕熱的飲食，所以前列腺癌病人看中醫，中醫一般都會叫病人戒除或避免進食過多這些食物。

此外，臨床上所見，前列腺癌患者大多屬於中老年病人（當然部分人因遺傳因素，所以亦有年青患者），不少也有肝腎陰虛和腎氣虛弱的症狀，包括小便頻多、小便清長，又或者腰膝痿軟等症狀。治療方面要配合益腎氣養肝腎陰的方法，例如是知柏地黃丸等。但是很多患者同時間兼夾濕熱，而補腎滋陰的藥很多時不適合

於濕熱多的病人，所以用幾多分清濕熱幾多分補肝腎，就真的要考中醫師的功夫。

進補太過反有害

不少病人和家屬很多時都喜歡服用補品，認為癌症必先有虛弱的症狀。這方面倒也正確，不過另一方面前列腺癌患者除了以上濕熱的症狀外，同時間也會兼夾瘀血阻滯。這些病人面帶灰黑，身上也多黑點，中醫的把脈會覺得脈比較澀，所以不能一味用補益的中藥，必須同時使用活血化瘀毒的中藥。因此，不要一見患癌症，病人年紀大身體又有點虛弱就只管服用補品，這有可能適得其反。我一般不主張病人亂用鹿茸、花膠、海參，有時根本不適合病人的身體情況，之前有一些實驗室研究甚至發現冬蟲夏草可以令前列腺癌細胞更加活躍（不過沒有臨床數據）。

正所謂腎主骨，前列腺癌假如擴散到骨，此時可加上一些補腎強骨的中藥，例如是骨碎補、金狗脊、補骨脂（注意長期服用會傷肝）等。若然骨痛厲害，可加入活血化瘀破堅的中藥，例如威靈仙、透骨草、失笑散等。

曾經醫治一個前列腺癌病患，來的時候雙腳淋巴水腫坐輪椅，身上黑點奇多，有很多的淋巴和骨轉移，病人身體非常瘦弱，西藥的標靶藥物很快就已經失效，而且病人身體太弱也承受不了化療。病人家人給他用一些補品也沒有很大幫助。中醫辨證時發現瘀血阻

塞嚴重。後來透過次世代基因排序，發現病人的前列腺癌有一個罕見的基因突變，利用平日治肺癌的免疫療法應該會有幫助。打了幾針之後，PSA 回落的速度很快，而且水腫消失，體重慢慢增加。後來再配合電療鞏固療效，現時已經可以重新行山。這個病例反過來可以提示中醫藥治療方向，其實有些時候看見病人身體虛弱，不一定要不斷用補益的藥物，不一定要不斷服補品，反而應該迅速地運用針對癌細胞的藥物，消滅癌細胞。那麼病情緩解，身體自然會慢慢好起來，體重便會回升。

中醫藥的治療部署也是差不多，有些時候要著重「扶正」，有些時候要著重「祛邪」，要按病人的進度適當調校部署。

中西合璧可治前列腺癌？

　　西藥方面治療前列腺癌的發展一日千里。除了荷爾蒙藥之外，現在還有越來越多所謂的超級荷爾蒙藥（又名標靶藥）。另一方面也有化療藥物，俗稱骨針的保護骨的藥物，又有一些放射性同位素的治療等。再配合基因排序和嶄新的電療技術，治療手段可謂多不勝數。

　　中醫又如何醫治前列腺癌呢？其實中醫的角色也是非常重要。

清濕熱時須顧及腎氣

　　首先前列腺癌在中醫概念中屬於腎系統的器官。發病原因是腎氣虛弱再加上濕熱長期積滯，所以用藥治療時一方面要補腎氣，同時又要清濕熱。但不少補腎的藥都有一些熱氣，有可能令濕熱加重；另一方面大量使用清濕熱的藥物也會損傷腎氣。所以治療時要兩者兼顧，輕重要拿捏得準確。

　　另外配合西藥治療也很重要。譬如說當病人正在使用abiraterone（阿比特龍）這種標靶藥物的時候，由於藥物本身有

可能帶有肝毒性，用藥時便要加入一些保肝臟的中藥。服標靶藥物也有可能引致高血壓和雙腳水腫，所以也要加一些平肝利水的中藥去減輕副作用。當使用另一種藥物 enzalutamide（恩扎盧胺）的時候，身體會覺得較為疲倦虛弱，很多病人同時間會出現氣虛的症狀，所以中藥方面要益氣健脾。

假如同時間利用化療治療前列腺癌，就要加入一些補氣血的中藥提升骨髓的功能，避免血小板和白血球過低。有時用了荷爾蒙藥之後會出現潮熱或骨質疏鬆等長期問題，這些副作用亦可以利用中藥養陰退熱補腎。

至於一些強烈清濕熱和清熱解毒的中藥，也有一定的抗癌作用。

中西藥同用增生存比率

由於現在治療前列腺癌的藥物眾多，想要利用中藥配合也要作出適當的調整。究竟同時間利用中藥是否真的可以延長壽命呢？有沒有一些科學證據證明呢？原來台灣方面真的曾透過他們的健保系統病歷做了一個回顧性的研究。他們總共回顧了幾百個前列腺癌病人，看看有服食中藥和沒有服食中藥的人長遠生存比率有沒有分別。研究結果顯示有同時間服中藥治療前列腺癌的人，生存比率比只用西藥治療的明顯優勝。而且也發現每年只服食少於五十天中藥

的病人，生存比率比服食超過五十天低很多。由此證明服食中藥的確可以幫助前列腺癌病人。

回顧性研究當然會有一定的偏誤，但這篇論文卻很有參考作用。此外，這篇論文亦列出了幾條古代中藥的主方，從數據中看到服食這幾條藥方的病人的生存比率大大提升。

不過，另一方面又要小心，因為一些中藥會有類固醇一般的反應，亦即是說有一點類似於男性荷爾蒙的作用，可能會令前列腺癌加速生長。當中還有一種在市面上經常有人買來吃的補品，更有實驗室證據證明會令前列腺癌細胞更加活躍！所以不論要放藥物抑或補品入嘴巴前，必先謹慎思考，避免引發負面影響。

已擴散的前列腺癌
可如何醫治？

　　如果說乳癌是女性獨有而較為普遍的癌症（罕見的情況下男性也可以有），那麼前列腺癌就是男性專有而且較為普遍的癌症。以往前列腺癌在西方社會較為多見，但隨著香港人口老化，男性越來越長壽，以及受西化的生活習慣影響，前列腺癌的發病率也慢慢上升。

　　早期的前列腺癌可以利用手術或者電療根治，但有不少病人確診的時候已經是擴散了的疾病，即所謂第四期疾病。

　　不過即使是擴散了的前列腺癌，治療方面亦越來越進步，主要是因為有不少的新藥物和電療技術越來越好。不少患者將已擴散前列腺癌當作長期病患一樣處理（即視作高血壓或糖尿病一般處理），但當然也有患者因疾病而喪命，希望隨著新的療法越來越多，這個情況越來越少。

　　說回已擴散前列腺癌，究竟怎樣醫呢？

（一）傳統荷爾蒙藥物

很多人都知道前列腺癌擴散的話通常會擴散去附近的淋巴組織，又或者是盤骨和腰椎的骨，所以很多人一發病便是因為骨痛、腰痛求診，到見醫生的時候才察覺已經有骨轉移，更加嚴重的患者甚至會發現肺部或其他器官轉移。

初期發現的轉移性前列腺癌，絕大部分都是對荷爾蒙療法敏感，即是說只要阻斷了男性荷爾蒙，癌細胞的活躍度便會減少及慢慢凋亡，癌指數 PSA 很快便會應聲而下。昔日要降低男性荷爾蒙的唯一方法是切除睪丸，但現在已經越來越少這樣做，因為有不少荷爾蒙針藥可以選擇，無論是哪一種針，作用都是壓抑男性荷爾蒙。而舊款的藥物 LHRH agonist（促黃體激素釋放激素促效劑），作用點位於腦下垂體，透過過度刺激腦下垂體而達到反效果，出現腦下垂體荷爾蒙抑制，從而抑制睪丸產生男性荷爾蒙。針藥方面，一般有分一個月一次、三個月，甚至半年打一次，這些針藥都是皮下注射。一般起初的頭幾星期需要額外加上口服的抗男性荷爾蒙藥物，阻止針藥初時刺激腦下垂體所產生的男性荷爾蒙急升（testosterone surge，睪丸素急升）。

另外，新型的藥物 LHRH antagonist（促黃體激素釋放激素阻斷劑）主要是直接抑制腦下垂體，從而減低男性荷爾蒙。它比舊藥物壓抑男性荷爾蒙速度更快，而且不需要預先服用口服藥物，一般認為此種新藥對於心血管疾病的副作用較低。唯一不好之處是皮下

注射的針口位會產生強烈反應，很多時注射位會紅腫熱痛一星期或以上，腫到難蛋般大亦並不罕見。而且這種針需要每個月打一次，沒有舊款的方便。另外，現在有一種更新的口服版，已經證實也非常有效，只是香港暫時未有供應。相信當口服藥出現的時候，會成為主流並受病人歡迎。

　　無論用哪一種荷爾蒙藥，常見的副作用包括潮熱、性慾減低、起初覺得疲倦。另外也有可能增加骨質疏鬆的風險，所以一般病人利用荷爾蒙藥的時候，會同時間獲處方鈣片和維他命 D。

（二）荷爾蒙藥外再加針藥

　　但單使用荷爾蒙藥物，其實還不是最好的。現在已經有不少研究證實，在荷爾蒙藥物尚有效的時候，連同一些我們俗稱超級荷爾蒙的標靶藥物使用更好，例如是 abiraterone、enzalutamide、apalutamide 等，生存率和症狀控制方面都更好。功效大致上也是差不多，副作用方面則每種藥都有不同。至於如何選擇，必須請教醫生。此外也有病人（特別是轉移的地方較多的病人）會在荷爾蒙藥之上加上六針的化療 docetaxel，這方面也有足夠的數據去證實比單純用荷爾蒙療法效用更好。但同時有不少病人都不喜歡化療，因為副作用較標靶藥大。

　　無論用什麼治療都會有部分病人會慢慢對荷爾蒙藥失效，亦即是我們所講的抗藥性，學名稱為「荷爾蒙療法不敏感的」疾病，

即是一直持續用以上所說的療法，癌指數 PSA 依然一路升高，再包括影像學上所見病情越來越差，甚至症狀加重。對於治療這種疾病，治療就較為棘手。一般醫生會因此轉藥，例如以往是一直用超級荷爾蒙標靶藥的，會轉用化療針，反之亦然。一線化療失效後也可以利用第二線的化療 cabazitaxel。骨轉移的患者可同時加上我們俗稱的骨針，即 zoledronic acid 或者是 denosumab，以減低骨痛和避免有骨折等併發症。但在這個階段很多治療法的有效性都是短暫的，要再治療下去便要進行一些較為個體化的治療，例如透過腫瘤的基因排序去尋找一些較為另類的標靶藥或免疫療法治療。

(三)「標靶電療」

近這一年也有一種較為新型的放射性同位素治療 lutetium-177 PSMA。這種療法是注射四至六針帶有輻射的藥物到身體，算是一種「標靶電療」。這些藥物會黏著前列腺癌細胞表面的 PSMA 分子，從而達到短距離內部輻射殺死癌細胞。這種療法是近這幾年治療前列腺癌的一個突破，大型的三期臨床研究結果早前公佈在學術文獻上。但要留意並不是每個病人都適合，在使用前要照一個針對 PSMA 的正電子掃描，看看身體的前列腺癌腫瘤細胞是否有 PSMA uptake，否則注射這些放射性藥物只會殺錯良民，傷到身體的正常細胞而殺不到癌細胞。

另一方面，利用高精準的電療（SBRT）對於即使轉移了的前列腺癌患者也有莫大好處，特別是對於所謂寡轉移的病人。寡轉移

即是若然病情只有幾個地方轉移又或者幾個地方惡化，可以利用電療把這些地方的癌細胞殺死，而原本所服用的藥物和療程不需要改變。好處之一就是不需要更換新藥物，而且高精準的電療副作用很少，但必先要經醫生評估是否合適才可以使用。

擴散前列腺癌的一線治療

過去這七八年間，簡直是前列腺癌治療發展的高速階段。過往假如病人癌症已經擴散，只可以使用荷爾蒙藥物；但現在可以使用化療，又可以使用各類型的標靶藥（或者稱為第二代荷爾蒙藥物，亦即超級荷爾蒙藥），甚至近這一年，研究顯示有部分病人同時間使用化療和標靶藥療效會更好。可以說現在即使是擴散了的前列腺癌的一線治療，選擇上亦最少有四至五種藥物。

勿論用哪種藥，亦需壓抑雄激素

首先談談一線治療。無論是用哪一種藥物，都必須同時間配合使用荷爾蒙治療。荷爾蒙治療即是說利用藥物，一般為定期打針，以抑壓身體裏的雄激素。缺少了雄激素的刺激，前列腺癌細胞便會慢慢凋亡。無論用什麼藥物，阻斷雄激素也是非常重要。

雙管齊下有效抗癌

一線治療的藥物有好幾款，大致可以分為兩大類，一類是化療藥物 docetaxel，另一類則為新型荷爾蒙藥（又或者稱為標靶

藥，亦即超級荷爾蒙藥），例子有 abiraterone、enzalutamide 及 apalutamide 等。兩類藥物都有很多的研究數據支持。過往認為化療藥物 docetaxel 只適用於癌細胞轉移到身體很多其他部位的病例，例如全身骨骼有很多部分受到侵蝕，或者癌細胞轉移到了肝臟、肺部等內臟。後來發現即使只有輕微轉移的患者，docetaxel 仍然可以有非常好的效果。至於新型的口服荷爾蒙藥物，研究發現對於差不多所有已擴散的前列腺癌都有效。無論用哪一種藥物，病人的生存期也顯著提升。

所以針對已擴散的前列腺癌一線治療，除了傳統荷爾蒙針藥以外，應該加上化療或者這些新型標靶藥。但是大多數的病人都偏向選擇新型的標靶藥，而不做化療，理由很簡單，因為新型的標靶藥物副作用輕得多。不少人接受治療，其實都只不過是每天吃一粒藥，很多人還能夠正常生活、正常工作。

無法忽視的副作用——價錢

那麼標靶藥副作用不大，療效又絕對不遜於抗癌藥，甚至有研究顯示口服標靶藥的療效更勝於化療，為何不是人人都選擇標靶藥呢？

因為標靶藥有一個頗為嚴重的「副作用」，就是價錢昂貴。腫瘤學上這種副作用稱為財務毒性（financial toxicity）。聽起來好像很滑稽，但在世界腫瘤學界，這是大家已經認可的一個副作用！

除非病人本身有很多流動資金，又或者有一份非常健全、有足夠保障的高端醫療保險，否則不少基層人士或者中產人士都難以長期負擔四五萬元一個月的藥費（很多人問療程多長，其實即使病情好轉亦應該繼續服用）。部分合資格的病人可以獲得政府一些基金的資助，又或者慈善機構提供的藥費優惠計劃，但也有不少人需要自費服用藥物，負擔的確不輕。

在幾種口服標靶藥當中，abiraterone 這一種藥可以說是其中一種有大量數據支持的藥，因為一個由歐洲和英國統籌的大型研究 STAMPEDE Trial 提供了關於 abiraterone 的大量數據。研究證實在很多情況，此藥的療效和生存率的效益是非常高，而且安全性甚高。但要留意的是這一種藥要與另外一種輕量類固醇一起服用。

可幸的是，現在已經有通用藥版本（generic drug）的 abiraterone。所謂通用藥版本，即是其他藥廠生產的同一種等效藥。這種通用藥已經正式獲得歐洲和美國批准使用，藥物價格比以往大幅下降，可以說是病人的福音。但要留意的是，這款通用藥在香港暫時未被註冊使用，香港的病人仍需要等候一下。

擴散不多，用電療效果顯著

另外已有擴散的前列腺癌病人，其實有些時候利用電療可以獲得更好的療效。假如擴散的地方並不多，利用電療的放射線治療原發的前列腺癌，臨床數據顯示生存率會大為增加。另一方面，假

如使用了藥物之後，癌細胞縮小了，只剩下幾個地方有轉移的癌細胞，這個時候可以考慮利用高精準的電療（高精度立體定位放射線治療，英文簡稱 SBRT），把剩餘的地方都用放射線處理掉，那麼可以減低疾病產生抗藥性和復發的機率。最後一個情況，假如病人的情況在利用藥物後已經控制得很好，但過了不久之後有一兩個轉移點出現早期的抗藥性，也可以利用高精準的電療把這些早期抗藥性剷除，那麼就不用轉換藥物了。

　　由此可見前列腺癌的一線治療的確花款甚多，可以用藥物又可以做電療，又可以兩種聯合按階段使用。無論選擇哪一種治療方式，都必須先請教主診醫生。

對付擴散前列腺癌，
方法並不單一

　　針對擴散前列腺癌的一線治療，種類繁多，即使疾病擴散了，仍然有機會可以將其轉變為慢性病來醫治，保持正常生活。如果對一線的荷爾蒙藥又或者標靶藥已經產生抗藥性，PSA 癌指數逐漸升高，那樣應該如何治療呢？

不能貿然停用荷爾蒙藥

　　這情況在學術上稱為 hormone-refractory prostate cancer，即對荷爾蒙藥出現抗藥性的前列腺癌。但有一點要留意，雖然對荷爾蒙藥已經產生抗藥性，但荷爾蒙藥仍然不可以停用，貿然停藥可能引致病情高速反彈。

　　過往面對這一種情況，假如以往未用過標靶藥的，可能會轉用口服標靶藥（又或者稱為超級荷爾蒙藥）；過往未試過做化療的可以利用化療藥物 docetaxel 嘗試控制。換句話說，就是用以往未用過的藥物去幫助控制。但在以往，一般到了這個階段，藥物的有效時期會比前一階段短，治療效果也比以往一線治療差。

但隨著現在更多新治療橫空出世，現在的選擇越來越多。

（一）以基因排序尋找其他標靶藥

第一就是透過基因排序找出前列腺癌腫瘤的一些基因突變。最多人知道的就是 BRCA 基因突變，假若找到癌細胞有這種基因突變，那麼可以考慮使用本來用於治療乳癌和卵巢癌的標靶藥 olaparib 來控制病情。這類標靶藥主要是針對癌細胞使其修補基因缺損的機制出現問題，同時正常細胞則繼續可以修補基因破損。換言之，服用這種藥之後，會增加癌細胞基因破損的機會，當變得不能修補便會自我死亡。

曾為幾位有基因突變的前列腺癌患者診治，其中的突變有 MSH 基因突變和 CDK12 基因突變。這類型的前列腺癌患者都有一個特徵，就是發病年齡較為年輕，而且疾病表現和一般前列腺癌不一樣，病情發展較快，亦較為兇險，使用傳統的一線或二線治療的效果亦差。這類病人有部分可以利用治療肺癌的免疫療法藥物去醫治，有些病人則可以配合超級荷爾蒙標靶藥，再加上 olaparib 這一類型的標靶藥相輔相成。單用一類標靶藥治療，一般效果平平。

（二）使用放射性藥物

另一方面也有一些放射性的藥物可以使用。假如病情僅限於骨頭，可以注射有放射性物質 radium-223 的藥物。此藥會游走全

身，走到受癌細胞攻擊的骨頭進行好像聰明炸彈式的輻射治療，正常細胞所受的傷害少。另一種放射性藥物是 luletium-177 PSMA。這種放射性藥物更加可以黏上癌細胞，無論是骨頭的轉移或者其他地方的轉移都一樣有效。但要留意癌細胞必須要在正電子掃描中顯示對 PSMA 有 uptake，否則無辦法進行聰明炸彈式的攻擊。

另一方面，無論在哪一個階段，假如只是小部分癌細胞出現抗藥性，又或者癌細胞的覆蓋範圍基本上很少，應該利用高精度立體定位放射線治療（SBRT）對這些癌細胞進行精準的打擊，那麼就可以有望不用更換藥物，達長期控制疾病的可能。

（三）以中藥輔助控制病情

至於中醫方面，病人一般同時擁有腎氣虛弱和血熱、血瘀、痰濕的情況。一方面可以用中藥固本培元扶正祛邪，另一方面可以利用抗癌中藥化痰散結，控制病情。

以上所說的都是治療頑固性前列腺癌最新藥物的一些進展。臨床使用方面必須要根據病人病情和疾病階段選擇或者混合使用。有問題必先請教主診醫生。

前列腺癌最新療法：
一日一粒藥保住「蛋蛋」

個案：擴散全身骨頭，患者拒切睪丸

一天收到朋友電話，說一名世伯剛剛從英國回港，無意中確診前列腺癌，並已擴散全身骨頭，馬上轉介到醫院門診。

患者陳先生雖然年過七十五歲，但身體非常壯健，每天運動。每年冬天他都會從英國回港避寒，今次回來原打算只留兩個月，但碰上疫症爆發決定留在香港。一次行山，他發現骨痛，到私家醫生檢查，發現前列腺特異抗原（PSA）接近 500ng/mL（若 PSA 高於 4ng/mL，醫生會懷疑是前列腺癌），骨掃描發現全身骨頭都有癌細胞。抽取前列腺組織確診為前列腺癌，已經擴散至全身骨頭。私家醫生建議做睪丸切除手術，但陳先生不想做手術，詢問有沒有藥物治療。

雄激素剝奪療法「餓死」癌細胞

即使是已經擴散的前列腺癌，也有很多不同的藥物治療方法。

前列腺癌細胞依賴身體雄激素（亦稱男性荷爾蒙）作為生長訊號；亦可以說雄激素就是前列腺癌細胞的「食物」，沒有了食物，癌細胞便會凋謝。所以抑制體內雄激素，是治療前列腺癌一個要訣。抑制雄激素有多種方法，醫學上稱為雄激素剝奪療法（androgen deprivation therapy），較常用的方法有以下兩個：

（一）睾丸切除術（orchiectomy）

睾丸製造身體超過九成以上的雄激素，另外約一成雄激素是由腎上腺產生。睾丸切除是歷史最悠久的方法。很多病人都不喜歡手術，特別是現在有不少有效藥物，所以越來越少病人選擇做手術。

（二）促黃體激素釋放激素促效劑（LHRH agonist）

LHRH 本身是一種正常荷爾蒙，刺激腦下垂體分泌更多促黃體生成激素（LH）和促卵泡成熟激素（FSH），從而刺激睾丸產生男性荷爾蒙。但有趣的是，若大劑量注射 LHRH agonist，睾丸會產生反彈情況，反而降低甚至停止雄激素的產生。情況就如上班工作一樣，假如老闆久不久加你一點點的工作，你會樂意準時完成，你的生產力便會提高；但老闆不按常理地給你大量沒有可能做得完的工作，你就索性一點也不做，直接罷工算了。睾丸生產雄激素也是同樣道理。

首次打針須服藥抑反彈

這種藥物大多是皮下注射，可分為三個月一次，或長效約半年注射一次，病人接受程度一般較高。市面上有不同牌子的針藥，針亦有不同的大小，價錢相對來說並不昂貴。醫生會和病人商量選擇哪一款最為合適。

但要注意，首四星期注射第一針藥物時，雄激素分泌會激增（LHRH surge，即之前提及的 testosterone surge），所以起初四星期要額外口服抗雄激素藥物，例如 bicalutamide、flutamide，否則可能令癌細胞更活躍，加重病情。口服藥只需在第一針首四星期之內服用，在接受餘下針藥時不用再服。

接受 LHRH agonist，一兩個月後體內男性荷爾蒙便會減低，PSA 亦同步降低，腫瘤縮小，症狀減輕。

（三）促黃體激素釋放激素阻斷劑
（LHRH antagonist）

有一種較新的皮下注射藥物名為促黃體激素釋放激素阻斷劑（LHRH antagonist），直接抑制腦下垂體分泌促性腺激素，從而直接減低睾丸製造男性荷爾蒙。這藥的好處是抑制男性荷爾蒙的速度很快，注射了第一針，幾天後男性荷爾蒙已經跌至非常低水平；加上它是直接抑制腦下垂體，所以並不會出現男性荷爾蒙反向增長的高峰，毋須配合首四星期口服抗荷爾蒙藥。

引發神經創傷者首選

對於癌細胞侵蝕全身骨頭的病人，特別是腫瘤壓抑脊椎引發神經創傷的病人，現時一般認為以 LHRH antagonist 治療的話，好轉的速度較快，在這情況下應該作為首選藥物。這類藥物暫時常用的只有一種，名為地加瑞克（degarelix）。Degarelix 一般是作皮下注射，每四星期一針，所以病人要經常來回診所注射，較不方便。而且這種針的特性是注射後會有強烈的發炎反應，特別是第一針藥量較多。注射肚皮後會發炎，出現紅腫熱痛一星期，有病人甚至肚皮腫起像生了一顆雞蛋。但病人毋須擔心，只需冷敷發炎部位，發炎嚴重的病人再加上口服消炎止痛藥就可以。

最新研究顯示新的 LHRH antagonist 藥物 relugolix 的療效亦非常好，因為它是口服藥，病人只需每天服用一片，免卻打針之苦。這藥在香港還未推出，相信不久的將來可應用於本地的前列腺癌病人。

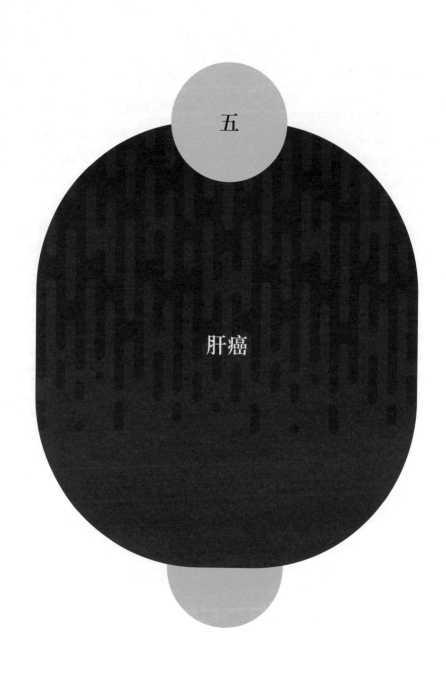

五

肝癌

肝癌的中西醫治療

　　肝癌是一種常見於香港的癌症。早期肝癌並沒有症狀，後期或會出現上腹疼痛、有腫塊，甚至黃疸、肝衰竭等情況；也有患者由於擴散後出現腹水或癌細胞轉移至其他器官，出現腫瘤穿破、流血導致休克的嚴重情況。肝臟產生的癌症有兩種，一種是肝細胞癌，另一種是肝臟內的微細膽管引起的癌症，以下將對肝細胞癌，即俗稱的肝癌加以詳解。

肝病惡化致癌

　　肝癌的起因與肝臟疾病息息相關。在香港最常見的是乙型肝炎。很多人不知道自己是乙型肝炎帶菌者，或得悉後沒有尋求適當的治療，令病毒積聚體內，引起慢性炎症。這種炎症持續長時間後便會引起肝癌。另一方面，丙型肝炎與長期酗酒的不良習慣亦會引起肝硬化，埋下肝癌的另一伏線。乙型肝炎的特殊之處是它在演變成肝癌前無需經過肝硬化的階段，這也意味著患癌前帶菌者將不會有明顯的警號，故需加倍留心。香港早在八十年代已開始免費為初生嬰兒接種乙型肝炎疫苗，加上篩查計劃，香港人患上乙型肝炎的

273

機率已大大減低。可在西方社會，肝癌的個案卻不跌反升，箇中緣由是西方社會高脂高酒精的飲食習慣令不少人患上脂肪肝，而脂肪肝引起的肝炎或肝硬化也同為肝癌的前奏。於香港而言，若本地的飲食習慣漸趨西化，未來非乙型肝炎引起的肝癌個案將逐步上升。

肝癌的西醫治療

　　早期的肝癌可用手術或熱力燒熔術治療。若兩側肝葉內皆有腫瘤，治療方向則主要是肝移植，可是能夠接受肝移植的患者是少數。有部分患者腫瘤體積大，難以通過手術切除，卻也不適宜進行肝移植，那麼一種俗稱「大髀針」的治療方式能通過動脈注射化療藥物進行栓塞術，可局部治療癌細胞。但這種治療方式較舊，容易引起發燒、局部疼痛等副作用。

　　肝癌的新治療方式隨醫學發展紛至沓來，未擴散但難以通過手術切除腫瘤的患者可考慮電療。以往許多人認為電療對肝癌無效，其實不然，只是從前的電療技術遠不及如今發達，不能精準且大劑量地對腫瘤進行電療。如今的技術發現，肝癌對電療非常敏感，對異常巨大、甚至達十厘米的腫瘤，亦可進行高精準的立體定位放射治療。但患者在接受電療前，仍需先接受「大髀針」，此後再對腫瘤進行五至八次電療。此方式引起的不適一般很少。接受電療後再配合針劑免疫治療，便能使腫瘤進一步縮小，達至極佳的抑制癌細胞的效果。

肝癌的中醫治療

此外，不少肝癌患者亦尋求中醫治療。中醫藥治療對肝癌患者大有裨益，如增強免疫力。若患者因肝硬化引起腹水或黃疸，通過中醫藥健脾祛濕利水，便能紓緩腹水症狀。有腫瘤達十五厘米的患者向我求診，其年齡已七十五歲，故不適宜接受手術；且接受「大髀針」治療後出現嚴重的發炎反應，致其發燒及細菌入血，住院超過一個半月。出院之後，雖然他的肝癌指數（AFP, alpha-fetoprotein）大幅降低，但長期住院和此前的併發症令他身體虛弱，無力進食，形體消瘦，甚至行走亦頗艱難。利用中醫健脾益氣的方針為其提升正氣，同時養陰改善其口乾的情況後，患者的體重便隨之逐漸上升，體質得以改善。

另外，我亦使用一些「抗癌中藥」助他抑制癌細胞。這類常用的中藥有許多，其中被最多研究支持的是黃連。黃連含有黃連素，經實驗室研究發現能有效抑制肝癌細胞。耶魯大學學者亦做了多年研究，以中藥藥方黃芩湯配合免疫治療和標靶藥，與單獨使用免疫治療和標靶藥相較下，發現能更有效治療已擴散的肝癌。更多研究方向應在於中藥如何提升免疫力，從而提升電療的成效，令電療、免疫治療與中藥三者相得益彰，達至最佳效果。

由此可見，治療肝癌的治療方式如雨後春筍，從以往的肝移植和手術，演變成中西藥的配合與電療，可謂肝癌患者的佳音。

六

鼻咽癌、頭頸癌

頭頸部癌症火上加火？
中西醫如何配合？

幾位頭頸癌的病人都不約而同問究竟中醫如何看待頭頸部腫瘤，中醫藥在治療頭頸部腫瘤中（包括鼻咽癌），究竟有何角色？

成因：吸煙飲酒引致的火熱

西醫認為頭頸癌的發生大多跟吸煙和飲酒有關。吸煙和飲酒都是重要的致癌因素，因為兩者都會損傷頭頸部的黏膜細胞。頭頸部包括口腔、鼻腔、鼻咽、鼻竇、口咽、喉嚨，直到食道的上端，都是屬於頭頸部分。各種致癌物質會引起黏膜長期發炎，久而久之發炎控制不好，細胞便會失控地不斷增長變成癌症。頭頸部最常見的癌症是鱗狀細胞癌。

上述這種長期發炎的症狀在中醫而言屬於火熱（至少是一種局部的火熱），所以中醫認為頭頸癌一般都是屬於由熱毒所引起。火熱毒就是指這一種熱氣並非一般的熱氣，而是熱氣到極點而且結聚成一團物質。這一種積熱並不是一朝一夕所形成的。

成因：病毒感染亦可造成熱毒

另外，頭頸部的癌症亦可由病毒感染引起。例如越來越多研究發現在發達國家，有一些較年輕而且生活水平和經濟水平較高的病人都會得到頭頸癌症，例如口咽部的癌症（即包括舌頭的後三分一，加上扁桃腺這些地方出現的腫瘤），不少都是 HPV（即是人類乳頭狀病毒）所引起的。HPV 有很多不同的種類，人所共知的就是會引起女性的子宮頸癌。但其實口咽的癌症也可以由這種病毒引起。當然不是說一接觸了病毒便會馬上引起癌症，而是病毒感染之後身體卻沒有把它清除，慢慢變成了一種長期發炎感染，如上所述，長期發炎是會引起癌症的。這一種情況中醫亦認為屬於火熱毒。

至於在南中國、東南亞和香港一帶較為多的鼻咽癌，差不多 90% 以上都是和 EBV 病毒有關。事實上在香港成人當中 95% 以上都曾經接觸過 EBV 病毒，為何只有非常少數人（一年只有幾百人）會有鼻咽癌呢？在大部分的情況下，身體的免疫力能把這種病毒清除，但有多種原因下，免疫力不足導致這種病毒在鼻咽引起長期感染，再因長期發炎引起癌症。所以診斷和跟進鼻咽癌治療，其中一個方法就是定期抽血檢驗 EBV 基因水平。

以手術和電療治頭頸癌

一般的頭頸部腫瘤治療主要有兩大方向：一個是手術切除和手術後重整頭頸部的功能，這是一種大手術，通常要非常專門的醫生

去做；另一種方法是利用電療，透過輻射直接消滅癌細胞。不同部位的癌症和病情輕重決定了究竟適合用哪一種方法治療。有些時候可能是先做手術，接著再需要做手術後電療減低復發。亦有很多時候電療需要配合幾針化療，增強電療的功效。箇中情況太複雜，這裏不詳細解釋了。

無論用什麼方法，頭頸部腫瘤的治療當中，因為要同時間治療局部腫瘤及頸部的淋巴細胞，所以一般治療後都需要長時間康復，副作用亦有不少。

電療副作用源於陰虛和熱

至於鼻咽癌則較為特別，主要是透過電療或配合化療來治療，一般不需要做手術（除非電療後局部復發）。一般電療的過程，尤其是去到中後段，病人都會感到頗為辛苦。副作用會有口乾、口損、吞咽疼痛和皮膚有輕微灼傷等感覺。西醫有很多不同的支援療法，例如漱口水和一些外用藥膏，但不少病人即使用了各樣方法仍然受到副作用所困擾。

中醫判斷這些副作用屬於陰虛和有熱，所以中醫來看利用電療這種「火熱」的方法去醫治頭頸癌，確實是火上加火！但無論如何，適當利用電療治療還是必需的。很多時鼻咽癌患者接受電療之後會出現一些非常困擾的症狀，除了上述提過的因為口乾和整個喉嚨食道都非常乾燥，使進食時會疼痛外，另一方面喉嚨和氣管又會

經常有很多很黏的痰，這是非常困擾頭頸癌病人的症狀。有時那些痰非常黏連，很難咳出來，甚至會引起呼吸困難。中醫治療方面可以運用養陰化痰的方法，即是一方面給予足夠的水分，令痰變得不那麼黏稠，較容易咳出；另一方面也要使其化痰，減低痰的分泌。兩者要好好互相配合，找到一個平衡。否則養陰太多的話，痰反而會越來越多，又或化痰化得太多，使黏膜乾燥的情況加劇。

另一方面，很多病人經過手術、電療再加化療之後，其實身體都有氣虛的情況。但正如上述所提及，無論疾病本身，又或者治療的副作用都有一些火，兩者都需要用清熱解毒的方法去重新調理體質。若然清熱解毒太過度，會加劇氣虛的情況，而補氣的中藥，不少都有一點點熱氣，所以處方治療頭頸癌的中藥時，必須掌握當中的分寸。至於常用來益氣生津又不是太熱氣的中藥，可以選用花旗參或者太子參。

一般頭頸腫瘤在治療三四個月後，大致上應該已經康復。但有一些長期副作用則會困擾很長時間，甚至一生，包括口乾口淡、進食沒有味道，再加上頭頸的肌肉很緊，而且伴有纖維化。中醫方面可以用養陰柔筋、舒筋活絡的中藥配合。再加上一些拉筋和西醫的物理治療，情況可有改善。

治療頭頸癌和其他癌症一樣，急性期的治療要緊，但其實康復期後如何減低副作用以提高生活質素，以及減低復發機率也很重要，當中有很多學問。

中醫解治鼻咽癌

有年輕女病人因為鼻咽癌求診，問為什麼她不煙不酒，卻那麼年青就患上鼻咽癌，原因為何？

由病毒引起的鼻咽癌

鼻咽癌其實和 EBV 病毒有關。 絕大部分在南中國或東南亞一帶的鼻咽癌，都是由於 EBV 病毒所引起。其實正常人有九成九以上都曾經接觸過 EBV 病毒，但絕大部分人卻不會患上鼻咽癌（EBV 病毒其實也可以引起其他疾病）。但在某一些人身上，不知什麼原因身體無法清除因為 EBV 引起的長期發炎，加上病毒進入人體正常鼻咽細胞，引起基因突變成為癌症。至於為何有些人容易發病，則沒有明確的原因。但已知的是和家族遺傳、飲食習慣等因素有關。

在中醫學說，有所謂「邪之所湊，其氣必虛」，意思是病人某部位的病發，必先因為該處虛弱，疾病才能乘虛而入。鼻咽癌也一樣，主要由於鼻咽較為虛弱。準確而言，大部分都是陰虛有火，才

會得到鼻咽癌的。所以可以說身體要有適當的土壤，疾病才有機會發芽生長。當然每個病人的病情也不一樣，中醫判定病機時不能一口咬定每個人的病發原因都一樣。

回到女病人身上，細問之下原來她十多年前已因乳房良性增生做過手術，又有甲狀腺亢進的問題。雖然兩個問題都已經得到治療，但現在又患上鼻咽癌。我向她解釋其病情正是與肝的經絡有關，而無論是乳房、甲狀腺和鼻咽都是肝經絡分支所經過的地方。她的病主要是因為肝火旺盛所引起。細問之下發現，這十多二十年間，她的性格都是比較急進暴躁，工作壓力也大。另外她問我戒口要戒什麼，我第一樣提出的便是辛辣的食物，這才得知原來她十分喜歡吃辛辣的食物。鼻咽癌患者多肝火旺盛，進食辛辣的食物等於火上加油。另外，睡眠不足易使肝火盛，長期因為工作關係導致睡眠時間只有四至五小時也是一個導火線。

改善體質防復發

治療方面要清肝火養肝陰，並適當配合疏肝氣和清熱解毒的中藥。幸好病人的疾病沒有擴散，可以利用電療和化療來醫治。痊癒的機會高，唯獨是要留意避免動怒，控制情緒，再加上飲食調節和足夠休息。電療期間配合中藥可以減輕副作用。長遠而言改善體質，有助減低復發。

其實除了鼻咽癌之外，其他的頭頸癌都和火熱有一定關係，務必多加注意日常習慣才是。

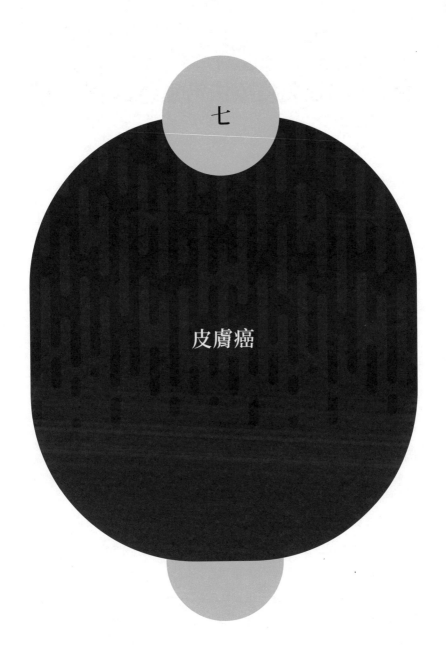

七

皮膚癌

加強免疫療法治黑色素瘤

黑色素瘤是皮膚癌的一種。這一種癌症較為罕見，特別在香港屬於不常見的癌症。在西方特別是澳洲昆士蘭，黑色素瘤發病率非常高，主要因為西方人，特別是白人皮膚容易受太陽的紫外光傷害，長期曝曬於太陽下會破壞皮膚細胞的基因，從而產生黑色素瘤。

黑色素瘤的形態

這種癌症在中國人身上並不常見，很多時病發位置反而是於腳趾指甲底下，又或者腳底沒有接受太陽照射的地方。這甚為奇怪，因為這些地方不可能接觸到很多紫外光。現在發現這些地方發病跟一些基因可能有密切的關係。

黑色素瘤，顧名思義，大部分的發病位置都真的會呈現黑色一片。因為這種癌症沉澱了一些黑色色素，所以很多時病人發病時只是見皮膚黑了一塊，不痛不癢沒有什麼感覺，會以為只是不經意碰撞瘀了，又或者以為只是一些良性的痣。很多時經過一段時間後才可以診斷出來。

早期治療——手術為主

　　早期的治療一定以手術為主，有些時候甚至要做局部的淋巴切除。假若手術後發現淋巴受到波及擴散，應該在手術後進行一年的免疫治療來減低復發。

　　前文說過很多次免疫療法的作用是刺激身體的淋巴細胞，令淋巴細胞可以認出癌細胞，從而進行免疫攻擊。免疫療法可以說是治療黑色素瘤的骨幹，因為化療對黑色素瘤作用甚輕，療效並不好。雖然有小部分的黑色素瘤可能帶有基因突變，例如 BRAF 基因突變，可以進行單標靶或雙標靶藥物治療，但始終免疫療法才是治療這個疾病的骨幹，而且即使是已有擴散的病人也有機會治癒。

已擴散的對應——雙免疫療法

　　至於擴散了的病人利用免疫治療的同時，要再加上一種或兩種免疫藥物。利用兩種免疫治療藥物同時間治療，亦即是同時間利用 PD-1 及 CTLA-4 的藥物治療。雖則兩者都是注射的藥物，亦同樣是刺激淋巴細胞，但是兩者的作用點有些不同。

　　淋巴細胞受到激發後其實有兩方面的工作。第一方面在淋巴結，在淋巴結中淋巴細胞會重新遇見在其他地方游走回來的巨噬細胞。這些巨噬細胞接觸了癌細胞的抗原之後，游走到淋巴結遇上淋巴細胞，便會「教育」淋巴細胞。它們透過刺激淋巴細胞，使淋

巴細胞知道要攻擊癌症。巨噬細胞在這種情況下就好像一隊先頭部隊在回到大本營後告訴淋巴細胞，究竟外邊哪一個是敵人，要追著哪一個人來攻擊。刺激巨噬細胞和淋巴細胞兩者溝通的就是靠CTLA-4這方面的藥物。

受到刺激的淋巴細胞便會游走全身去尋找癌細胞，見到癌細胞之後，淋巴細胞便會黏到癌細胞上。很多時候癌細胞表面有PD-L1這種物質，會放出一種欺騙訊號，用來告訴淋巴細胞，說黑色素瘤是身體的正常細胞，請不要攻擊。針對PD-1的免疫療法藥物就是要阻止這些欺騙訊號，使淋巴細胞得到激活而啟動身體免疫機能，攻擊黑色素瘤。

使用雙免疫療法就是在這兩個地方同時間發揮作用達到協同效應。要留意的是雙免疫療法一般即使兩種藥同時使用都只是打四針，打完四個療程以後通常只會進行PD-1的免疫療法。

不需要長期兩種藥同用的原因，主要是一旦免疫受到激發，就能持續有效，很多時並不需要長期注射藥物。另一方面因為同用兩種藥的免疫副作用較重，長期使用的話安全性是個問題。但近這幾年的研究發現CTLA-4免疫療法的藥物分量使用低劑量，即是原有的三分一劑量，也能夠達到差不多的免疫治療效果，而且毒性大為減輕，所以不少人也使用低劑量的CTLA-4藥物。

縱然使用低劑量的CTLA-4藥物，價格依然非常昂貴，更莫說使用原有劑量，這不是每個病人也能夠負擔的療法。

為何免疫治療沒有反應？

雖然免疫療法有一定的效果，但也有病人注射了免疫療法以後，可以說一點效果也沒有，又或者產生抗藥性。究竟為什麼呢？為什麼身體的淋巴細胞沒有辦法發揮免疫作用？

原因有多種，其中一種是因為淋巴細胞活躍度不足。原來我們大小腸中的細菌分佈（microbiota）可以影響免疫療法的效用。大小腸中有很多淋巴細胞組織，甚至可以說大小腸本身就是一個最大的免疫器官。透過使用益菌來調節大小腸中的細菌分佈，可以改善身體的免疫力，令免疫療法的效用發揮出來。這一個理念有沒有實證呢？幾年前已經有人作實驗，實驗中有兩組老鼠同時間患有黑色素瘤，其中一組對免疫療法有正面反應，另外一組則沒有反應。繼續進行相同的免疫治療，把有效那一組老鼠的大便餵給另一組無效的老鼠，屬無效一組的老鼠，竟然有部分會變成對療程產生反應！由此可見，改變大小腸中的細菌組成，對免疫治療是否發揮作用有著重要的影響。

近年在 *Nature* 亦有報道，指出利用相同的方法在人體身上也得出非常相似的結果！無效一組的病人，接受有效病人已經處理的糞便樣本移植後，免疫療法在兩成病人身上竟然重新發揮效用，成果令人鼓舞。但糞便移植不是一個方便和每個人都能接受的方法，更重要的是了解哪一種益菌是對免疫力發揮有好處，從而進行一些益菌藥物治療。

另一方面，CTLA-4 淋巴細胞有些時候即使受到激發，卻因為一些血管的局部阻塞無法進入和接近癌細胞，俗稱「冇辦法埋身」。當淋巴細胞無法貼近癌細胞，即使再活躍的淋巴細胞也發揮不了用處。所以在西藥治療當中有些時候會配合一些抗血管增生的標靶藥，和免疫療法共同使用，那是因為發現兩者有相輔相成的作用。這個方法在治療其他的癌症，例如腎癌，已經是一種基本療法，而在黑色素瘤上的研究還在進行中。

其實，這方面和中醫的理念也非常類近。

暢通血氣，以自身正氣攻癌細胞

中醫所謂扶助正氣，就是以身體自己的正氣去戰勝癌細胞。有一些益氣健脾的中藥在實驗室當中正好顯示能夠提升淋巴細胞的活躍度，另一方面較多人知道的靈芝和雲芝在這方面也顯示到一點點作用。

除此以外，中醫認為黑色素瘤患者很多都有所謂氣滯血瘀的情況，亦即是血氣行得不暢順、有阻塞，令身體的正氣不能夠到達癌細胞擴散的地方。所以在補氣的時候也要給一些活血化瘀的藥物，再配合舒筋活絡的中藥，使正氣能夠到達病患之處。

在治療黑色素瘤方面，中西醫確有一點點共通之處。

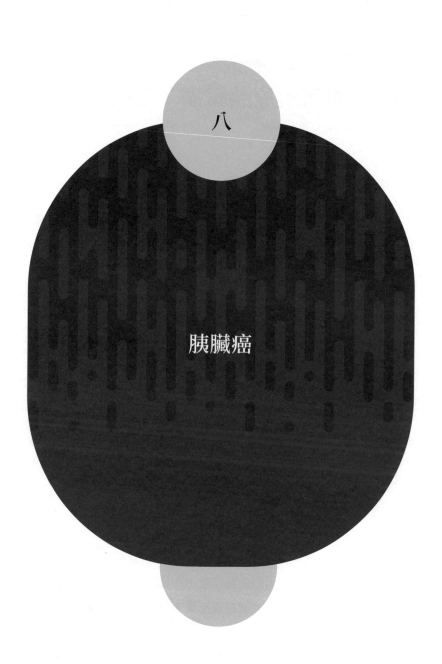

八

胰臟癌

如何治療胰臟癌？（上）

　　早前和一班中醫碩士學生上堂後進行問答環節，有學生問究竟胰臟癌有什麼早期徵兆？可否及早發現？令我想到不如解釋為何胰臟癌難以醫治，究竟怎樣醫才是最好？

難以找到的胰臟癌

　　胰臟癌為何一直以來也難以醫治，跟胰臟的位置有相關。胰臟屬於一個腹膜後的組織，前面是胃部和十二指腸，它並非直接消化路徑，即是說食物又或者是大便不會經過胰臟這個器官。即使出現問題，也不同於胃部癌症會有胃痛出血，又或者好像大腸癌一樣會有大便有血等症狀。胰臟位於身體差不多正中心位置，雖然附近的血管有神經叢，但早期當有腫瘤發生的時候幾乎完全沒有症狀，又或者病人只會有一些類近消化不良和膽結石的症狀。很多時驗來驗去都不知道其實是胰臟癌，所以很難在早期的時候診斷出來。直至開始進入中期以後，病情影響消化吸收（胰臟會分泌消化酵素），令身體日漸消瘦；又或者形成腫塊壓倒神經線而肚痛；也可能造成膽管阻塞引起黃疸，病情才被發現出來。所以通常發現時已經不是早期。

難治，但非不能醫治

中醫的角度來看胰臟，屬於脾臟系統所管轄，傳統中醫所講的脾，其實已經包含了胰臟，因為兩者在解剖學上其實是連在一起，亦都是由脂肪組織所包住，屬於中醫所講的中焦。我們常常聽古語說，病入膏肓，究竟什麼是膏肓呢？（背部的膏肓穴位是另一樣東西。）膏，心下脂肪；肓，心臟和橫膈膜之間。膏肓相傳是身體內藥力所不及的地方。按照解剖學來看，有理由相信膏肓所說的就是胰臟附近的一大片脂肪組織。亦即是說古代都知道藥物是很難滲透到胰臟所在位置，所以解釋到為何胰臟癌那麼難醫。

說回現代科學在細胞學上，亦發現胰臟癌症的細胞外面，通常會有一層類似纖維膜的結構，而這個纖維膜正正是會擋住化療藥物的滲透，所以單是化療藥物對於胰臟癌的作用一般不會很大。幸好現在通常醫治胰臟癌會用兩種甚至三種藥，問題可以得到改善。另一方面就是因為有這一層纖維，身體的 T 細胞較難進入和接觸胰臟癌細胞，所以很難產生免疫攻擊力。而且腫瘤附近的微環境會將原本活躍的免疫細胞都抑制下來。因此，現在一般用免疫療法藥物治療胰臟癌的效果並不理想。

所以中西醫對於胰臟癌難於治療這觀點上，大家想法一致。

但雖然困難，又不是無可醫治。

先手術，再進行化療、電療

首先如果能夠以手術切除而身體整體情況可以承受手術的，一定要進行手術治療。手術治療後，若然可以完全切清，可以增加生存機率，減低復發的可能。此外，完成手術及康復後應該盡快進行化療。有超過一種的化療藥物組合已經證實有效減低復發的可能及增加生存率。此外，由於胰臟的後面就是一些大血管和神經叢，所以即使手術切除乾淨，有些時候後面的邊界闊度不足，亦即是所謂的「拉水」，這類病人很多時在接受化療或者進行化療途中，會有局部復發的可能。此時應該盡快接受電療，將手術附近位置剩餘的微小癌細胞清除。因此即使在手術後化療期間，都應該久不久抽驗癌指數，在化療途中或者在化療後再照電腦掃描，確認沒有局部翻發。

另外有些胰臟癌可能跟血管生得太近，又或者甚至入侵了血管，手術就可能切不清。這個時候應該先做化療，做了幾次化療之後再看看可不可以令腫瘤縮小，然後做手術切除。若然是即使縮小了但仍不能以手術切除的個案，越來越多的科學證據證實利用高劑量的高精度立體定位放射線治療（SBRT）可以有效控制消滅腫瘤。一般這種電療只要做五次，而且副作用輕微。部分病人亦可能在接受電療後發覺腫瘤進一步縮小，變成可以接受手術的類別。當然接受了電療之後，仍要繼續跟進，否則癌細胞有可能死灰復燃。

如何治療胰臟癌？（下）

　　胰臟癌的病人在中醫看來，不少都有脾胃虛弱、痰濕阻滯。而且不少病人都有長期壓力或情緒鬱結。這類病人不少屬於性格內斂，即所謂有些屬於「好好君子」，有氣自己受。有時自己的情緒都收在心中，並沒有抒發出來。

鬱結積滯成腫瘤，攻邪進補要得宜

　　中醫看來就是因為情緒鬱結於「中焦」（大約相對於肚臍上的腹部），再加上本身脾胃虛弱，使身體的水分不能夠正常運行，痰濕（即不正常的水分）就會結聚在腸胃之後方，亦即胰臟的地方。氣鬱與痰濕互相影響和纏綿，久而久之慢慢便會成為積聚，形成腫瘤。所以治療除了一方面要健脾化濕解結，另一方面要疏通氣機，兩者兼顧才是。

　　另一方面，當這些積聚越益嚴重時，身體的血液流動不暢順，便成為中醫所說的血瘀。血瘀可以是一種繼發性的病變而非本身的主要原因。臨床上血瘀重的病人，會見到身體有很多瘀斑，而且面

色青灰暗淡，另外因為血瘀會使腫瘤更加「結實」，在此階段疼痛會加重，而且痛會固定在一個位置，痛得像針刺一樣。所以適當時候都要加一些活血化瘀的藥物，例如三七、乳香、沒藥、丹參、丹皮等。

上文提過從中醫的角度來看，胰臟癌位於一個藥物難以到達的地方，所以要另外加一些所謂穿透性強的藥物，例如是皂角刺、蠍子、地龍等作為輔助。

現實上胰臟癌病人的病機複雜，很多時都是以上多種情況交雜出現。特別是去到中後期之後，很多時會營養不良肌肉萎縮，但下肢和腹部積水，這些也是十分常見。這個時候雖然病人顯得虛弱，但很多時當中也有血瘀重或痰濕重的情況，所以不可以單吃補品，只管用補益的中藥，或者是用冬蟲夏草、人參、靈芝等，那並不是對症下藥，反而要一面攻邪，一面補身才行。

中西藥聯手，緩解副作用

假如病人同時間使用中西醫療法治療，用藥方面就真的需要互相配合。例如起初做化療的時候，第一週期可以先觀察副作用，又或者即使是配合中藥也在打針後的日子而非打化療針那一天（大約兩星期或者三星期一個週期），利用調理腸胃、補益氣血的中藥以減輕化療的副作用，改善胃口，固本培元，攻邪的中藥就盡量減少。與電療配合的情況也是差不多。但最要緊的是定期抽血檢查，

把脈及作舌頭檢查觀察症狀有否改變，以判斷疾病治療的情況和副作用。

最多人問中西藥會不會相沖呢？答案是如果謹慎小心使用，互相配合中西藥選用的藥物和服藥時間，相沖的可能很微。不過每個病人的情況不同，想使用的時候，請先請教醫生以確保安全。

以中藥紓緩副作用根源

去到後期的胰臟癌，有一些症狀如果只用西醫的方法，處理未必非常完美，配合中藥可能更好。

最常見的腳部水腫，或者腹部有積水，西醫一般用利尿藥或者定期抽水，但很多時抽完不久又會重新積水。這方面可以配合健脾利水滲濕的中藥，改善水腫的情況。另外不少病人都有胃口差又或者進食之後不能增磅的症狀，對於這種肌肉萎縮和營養不良，不斷飲奶也解決不了。可以透過健脾開胃的中藥方法，又或者配合針灸，能改善胃口和消化吸收能力。

另外，若然胰臟腫瘤壓到後面的神經叢，這個時候病人通常會痛得非常厲害，除了一般止痛藥或者嗎啡藥物之外，亦可以配合電療，或者透過痛症科醫生進行某些神經麻痺手術，可減輕痛楚。此外利用中藥活血化瘀亦可以達到一定的止痛效果。

　　胰臟癌是一個非常難治的腫瘤，但隨著西方的免疫療法（包括腫瘤疫苗）推陳出新和電療的科技進步，相信在未來幾年應該會有突破性的發展。同時中藥亦具有相輔相成的重要作用，因為中醫藥可以改善病人本身的體質（host factor），而不是只集中於癌症去用藥。中西醫結合治療，療效可以更上一層樓。

胰臟癌的中西醫治療

　　胰臟癌是一種難以治癒的癌症，主要因其早期症狀大多不明顯，癌細胞得以在體內肆意增長，到腫瘤增長至一定體積時，便會觸及鄰近的血管、重要的神經線和器官，包括十二指腸等，令外科手術難度大增。大部分胰臟癌患者在確診之時，病情已屆中晚期，這也代表難以用手術進行局部切除，癌細胞甚至已經擴散至其他器官。胰臟癌較常見擴散至肝臟或腹腔的淋巴，也容易導致腹水或腹膜轉移等症狀。此外，腫瘤增大時會引起黃疸，也會因堵塞胃的下端或十二指腸而引起腸道阻塞，影響營養吸收，令患者的身體狀況每況愈下。

西醫藥治療胰臟癌

　　從西醫角度而言，早期胰臟癌的療法主要是手術，中期患者或會先接受化療。在數次化療療程之後，大部分患者的腫瘤都會縮小，屆時會評估是否適合進行切除手術。若依然不適合進行手術，則可以嘗試電療。以往患者需接受二十至二十八次電療，現在的新技術可以縮減至五次左右，且精準度更高，可達至更好的效果。接

受電療後，患者應再接受幾套化療療程，然後再檢查腫瘤是否有縮小，隨後可視乎情況以手術切除腫瘤，或以化療和電療長期控制病情。

晚期（癌細胞已擴散）的患者情況較為複雜，晚期胰臟癌的治療方式主要為化療，並有不少化療藥物可以選用，包括口服藥物，另有兩種甚至三種化療藥物共用的療法。化療的效果不俗，可也有出現抗藥性的風險。雖然現時的標靶治療和免疫治療種類多不勝數，但暫時對治療胰臟癌並未有大突破，故依然以化療為主。

中醫藥治療胰臟癌

另一方面，很多人忽略中醫藥對治療胰臟癌的作用。中醫藥對胰臟癌的療效是多方面的。曾經有一名胰臟癌患者因癌細胞擴散阻塞膽管而出現黃疸，他持續發燒，接受過兩次通膽管手術，後來膽管卻再次堵塞，持續的低燒並沒有退下來，並需要一直注射抗生素。患者的症狀有黃疸、舌苔厚等，且他的脈搏極強，即中醫所說的「弦索脈」。從中醫的角度看，黃疸由濕熱積聚於肝膽引起，故這名患者的濕熱極重。然而，患者骨瘦如柴、面色青灰、舌苔厚且黃膩、舌色黯淡，亦有脾虛、氣虛和腸胃濕熱的問題。此時可利用中藥清利濕熱和退黃，但同時亦需健脾益氣。若單靠清利濕熱，這位患者也許會變得越發虛弱。我給他的處方中使用了許多不同的中藥，其中有一種喚作「茵陳」的草藥，也有人稱作「茵陳蒿」，它是一種常用的退黃中藥。患者服用一星期後，膽黃素顯著下降，連

他的家屬也感到詫異——原來中藥也有退黃的功效。當然，這也不是單靠一株草藥做到的，而是整個處方內不同藥材的配合。許多人以為中藥或會損害肝功能，事實上，中藥除了有退黃的功效，更有助提升肝功能，這也是以中藥醫治胰臟癌的方向之一，關鍵在於中醫師是否懂得辨症施治。

此外，很多胰臟癌患者有進食或消化困難的問題，令其變得消瘦，亦經常腹瀉。中醫可通過健脾化濕和升陽補氣的方法改善腹瀉等腸道症狀。另有一名患者在接受多種化療後，長期受腹瀉困擾，嚴重時可每天腹瀉十數次。患者已斷斷續續地治療胰臟癌七年之久，各種療法一輪接一輪。他求診的原因，是由於治療癌症而致的腹瀉令他因太虛弱而無法進食。我讓他服用清利濕熱、益氣健脾及止瀉的中藥，一星期後患者的排泄物便變得正常，腹瀉的情況也逐漸消失，胃口亦自然轉好。所以，中藥於治療癌症也有改善腸胃功能和吸收能力、幫助患者恢復體力，以及增加體重之用。

再者，很多胰臟癌患者都有「氣滯於中焦」的問題，即氣滯留在腹部中間。這些患者此前往往都鬱鬱寡歡，治療起來一方面要疏肝理氣，同時亦要行氣、活絡和止痛。常用的中藥有八月札、柴胡和香附等行氣的藥材。只要氣機不再鬱滯，胰臟癌便會得到改善。當然，治療時也需視乎病情添加一些有助抗癌的中藥，這些中藥部分含毒性，故必須經過主診中醫師的處方才可使用。由於腫瘤或會壓住重要的神經束，另亦有些胰臟癌的患者常感到劇痛，這時也可以用活血化瘀及止痛的中藥，尤以蟲類藥材為佳，如蜈蚣、地鱉蟲等，皆有顯著的止痛作用。

「攻邪」、「扶正」兩不誤

　　最後，大多患者接受治療後都會變得非常虛弱。有實驗室研究發現，常用的補虛中藥如人參、黨參、北芪等有提升免疫力和令淋巴細胞更活躍的功效，改善身體虛弱的情況。

　　治療癌症時，若單以化療「攻邪」卻不同時以中藥「扶正」，患者只會越來越虛弱，導致免疫力下降，更難治癒癌症，因此中醫藥尤其著重益氣。中西醫的各種療法若能相互配合，揉合二者的特性——以西醫藥進攻並以中醫藥提供戰鬥的基礎，於治療胰臟癌可事半功倍。

胰臟癌早期
使用中藥，療效更好

　　針對已經擴散的胰臟癌，或者一些因局部纏繞血管而不能切除的胰臟癌，現在正式的西醫療法主要是透過混合化療去治療。有一些病人在中段的時候，化療發揮了作用使癌症縮小，就應該盡快配合電療治療。

使用中藥乃胰臟癌出路之一？

　　但胰臟癌的化療有效時間通常不長，很多時都是開頭有效，之後卻又會重新反彈。近幾年暫時沒有新的標靶藥物或者新的化療藥針對胰臟癌，而近五六年免疫療法雖然大行其道，暫時對於胰臟癌的作用也不是很大，沒有很有力的數據支持。雖然不少擴散胰臟癌病人都會同時間尋求中醫藥治療，但很多病人都只是在病情已經很差，身體營養很差，又或者肝臟功能已經很差，甚至出現水腫肚脹吃不下嚥的時候才尋求中醫藥治療，其實都已經錯失了使用中醫藥的黃金時間。

　　另一方面是有些病人做化療的時候不想同步使用中藥，因為怕兩者會有所衝突。這個顧慮也令很多人在早期的時候因不同步使用中醫藥而降低了療效。

那麼若然正在做化療，中醫藥治療胰臟癌的角色是什麼呢？

紓緩、養身、攻癌——中藥的三個作用

其實中醫藥在此時會有三方面功效。

第一，減輕化療的副作用。胰臟癌的混合化療針很多時會引起白血球和血小板過低、手腳麻痹、掉頭髮、嘔吐等問題，假如在化療期間適當使用中醫藥益氣養血，可以減輕這些副作用。

第二方面，亦是最多人忽略的就是改善體質的問題。中藥其中一個作用點，並不是在癌細胞本身，而是透過改善病人身體的瘀血情況，又或者是清除病人體內的濕熱，令身體的大環境不利於癌症生長。很多病人同時間有嚴重的血瘀情況，改善了血瘀之後，可加強藥物的滲透，令抗癌藥物更容易抵達癌細胞。

第三方面，就是同步使用一些有直接抗癌能力的中藥。這是因為化療很快便會產生抗藥性，所以加一點點的抗癌中藥，希望可以把癌細胞控制得更加好。當然這方面真的要中西藥兩方面好好配合，否則有可能導致毒性過高。

若然病人在很晚期的時候才開始使用中醫藥治療，因為癌症已擴散到很多部位，而且正氣已經虛弱，所以很多時都只能做到紓緩性質的治療，癌症受控的機會便會降低。

那麼治療胰臟癌時同步使用中藥和化療，這個方法有沒有數據支持真的有效呢？

兼用中藥助提高生存率

幾年前台灣透過他們的健保系統作回顧，比較只做化療的胰臟癌病人，及同步作化療再加中藥治療的病人的生存率，發現同步使用中醫藥的，比單使用化療的，死亡率大減超過三成（relative risk reduction）。雖然這個不是雙盲臨床測試，因為中醫藥用藥方面人人都有些不同，所以有時很難作雙盲臨床測試，但無論如何這個研究都令我們看到早期運用中藥配合化療療效，可能比單用化療更好。

總括而言，胰臟癌病人如果想配合中藥治療，其實應該早期就開始使用中藥，而不是所有化療已經失效之後才用中藥。

參考資料

Kuo, Y. T., Liao, H. H., Chiang, J. H., Wu, M. Y., Chen, B. C., Chang, C. M., Yeh, M. H., Chang, T. T., Sun, M. F., Yeh, C. C., & Yen, H. R. (2017). Complementary Chinese herbal medicine therapy improves survival of patients with pancreatic cancer in Taiwan: A nationwide population-based Cohort Study. *Integrative Cancer Therapies, 17*(2), 411–422. https://doi.org/10.1177/1534735417722224

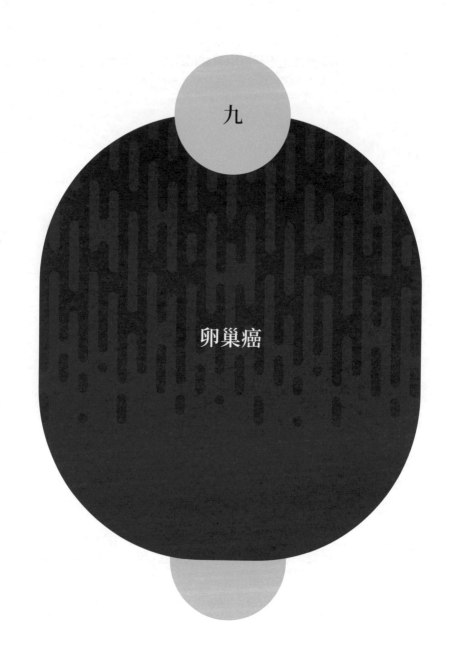

九

卵巢癌

BRCA 基因變異的
卵巢癌怎樣醫？

　　BRCA 基因是我們正常人體負責 DNA 破損修復的重要基因蛋白。即是平日我們的 DNA 因為一些外來的物質（如氧化物或者是輻射等）引起缺損，其中一個修補機制就是以 BRCA 基因所製造出來的 BRCA 蛋白修補。假若基因未能成功修復，則有可能導致基因變異而逐漸產生癌症。

BRCA 基因變種可引致高患癌風險

　　部分人因為遺傳問題而引起自身的 BRCA 基因變異，以致天生 BRCA 基因修補機制功能減弱，那麼病人便很容易會有癌症。BRCA 又可以再分為 BRCA1 及 BRCA2 兩個基因。若然是屬於生殖細胞突變（germline mutation）的話，那麼只要父母其中一方帶有這種變種，子女會有一半的機率透過遺傳帶有這種變種。凡是透過遺傳獲得 BRCA 基因變種的，會有比正常高很多的乳癌機率和卵巢癌機率。假如男性出現 BRCA2 基因變種，前列腺癌風險會大大增加。另外無分男女，胰臟癌風險也會增高。當然其他癌症機率也會上升，這裏不一一詳細列出。

　　現在很多惡性的卵巢癌（high-grade serous carcinoma）確診的時候，醫生都會同時間取腫瘤組織去檢驗 BRCA mutations，發現有差不多兩成左右的病人都帶有 BRCA 變種。隨著現在檢測方法越來越多種類，發現帶有遺傳性基因變種的情況也越來越多。有一件事要注意，就是即使腫瘤有 BRCA 基因變種，也有兩種可能性。一種是腫瘤本身自己變異，我們稱為 somatic mutation（體細胞突變），這一種情況並不會遺傳給子女，也不是由父母遺傳而來。另一種情況，就是無論腫瘤或者身體的正常細胞都帶有同一種基因突變，這種情況我們稱為 germline mutation（生殖細胞突變），亦即會遺傳給下一代。這個情況下除了檢驗腫瘤本身的基因，亦需要透過採集唾液或者病人的血液去檢測是否真的帶有遺傳性基因突變。如果有的話，那麼病人的家人也要考慮作檢測。

　　假如腫瘤真的是帶有 BRCA 基因突變（另外還有很多基因都屬於類近 BRCA 病變〔BRCAness〕，在此就不作詳說），其實對於卵巢癌的治療都有影響。例如是第三、第四期的卵巢癌，又例如在腹膜已經有轉移的病人，一般會做手術把腫瘤切除，另外再配合六針的化療。以往做完化療之後大部分時間都是觀察為主，也有病人配合抗血管增生的藥物作維持性治療（maintenance therapy），但現在研究證明 BRCA 的病人可以利用一種新型的藥物 PARP inhibitors 作為維持性治療，以減低疾病復發的機率。

自相矛盾的治療方式？

PARP inhibitors 這種藥物其實是一種標靶藥，主要阻斷 DNA 進行修補的過程。聽上來很矛盾，明明有 BRCA 變異的病人，就是 DNA 修補有問題，現在反而以阻止 DNA 修補作為治療手段？

的確如此。這是因為這類藥物所阻礙的 DNA pathway（修復路徑）跟上述 BRCA pathway 是不同的。原來這些細胞的機制很有趣，當兩個 pathway 都出現了問題，DNA 便會不斷出錯並製造很多垃圾，反過來癌細胞不能生長，就會死亡。用這種方法是否會損傷正常細胞呢？這方法對正常細胞反應輕微。這是因為正常細胞的 BRCA 修補機制正常，所以即使 PARP inhibitors 阻斷了細胞修復，BRCA 機制仍然穩健，所以正常細胞的 DNA 缺損仍然能夠修補。

這種把癌細胞的優點變成致命缺點的方法，可謂是捉癌細胞的痛腳，非常聰明，學名叫做 synthetic lethality。

免疫療法可加強功效

若然有一些 BRCA 卵巢癌已經擴散，用了一種或兩種化療效果都已經失效，那麼治療可以單用 PARP inhibitors 這類口服標靶藥，一般副作用比化療輕微。

雖然理念上很好，但單用這種藥物，即使應用在 BRCA 基因突變卵巢癌，有效的時間通常很短，癌細胞很快會產生抗藥性，所以

更加好的方法是一方面利用 BRCA inhibitors，再加上較為輕量的化療 carboplatin，兩者功效可以相輔相成。

　　雖然單單用免疫療法對於卵巢癌作用不大，但假如是 BRCA 基因變異的卵巢癌，同時間使用 PARP inhibitors 再加上免疫療法，功效可以大大增強。這在最新的二期臨床研究當中已經有眉目。這是因為用了 PARP inhibitors 之後，基因出現很多錯誤，有時會產生一些特別的抗原，反過來令免疫系統更加容易辨認到這些癌細胞。此時候再加上免疫療法，可望達到相得益彰的效果。

　　隨著不同的混合療法研究增加，對於 BRCA 基因變異的卵巢癌治療就越來越多了，實在是病人的喜訊。

腫瘤引起輕度腸阻塞，
中醫如何處理？

有一位女性病人因為卵巢癌復發出現腹膜轉移，引起小腸的輕度阻塞，胃口很差，吃飯後常覺得胃脹和肚臍附近絞痛，而且排便情況不佳，令她要經常出入醫院處理這個問題，她希望使用中醫藥治療，看看能否有所改善。

腸阻塞有分緩急：機械性及非機械性

首先腫瘤引起腸阻塞（尚有其他原因引起腸阻塞，本文只論述腫瘤引起的阻塞）可以分為兩類，按照部位，能分為小腸阻塞或者大腸阻塞。依據發生的原因，可分為機械性（mechanical）和非機械性。所謂機械性，即是指真的有腫瘤在大小腸之內形成阻塞，俗語即「有舊嘢塞住咗」，令大小腸不通。腸道不通就會大便不出，而且反過來引起胃部滿載而嘔吐。

機械性阻塞（mechanical obstruction）最常見的情況，就是大腸癌發生引起大腸阻塞，是外科急症。這些情況需要手術治療，透過直接切除腫瘤或者開造口減壓，否則大腸積聚糞便，有可能導致腸穿孔而引起嚴重的腹膜炎。

另外也有一種較為常見的情況，就是非機械性阻塞（functional obstruction），或者稱為亞急性腸道阻塞（subacute intestinal obstruction）。最常見的就是腹膜有腫瘤，小腸因而被腫瘤黏連在一起，引起輕度小腸阻塞。病人的症狀有進食後肚臍附近會痛，久不久會有輕度的嘔吐，可以進食但胃口大減，進食後好像有飽滯、胸悶感。大便並不是完全阻塞，所以可能仍有少少大便排出，但是放屁減少，而且會覺得腹部很脹。很多時候因為腹膜有腫瘤伴有腹水，所以腹脹的情況會更加嚴重。這個情況多見於胃癌、卵巢癌、腹膜癌、大腸癌、乳癌，因為這些癌症經常都會出現腹膜轉移的情況。

對於這一種亞急性的腸道阻塞，一般西醫治療的方法都是透過鼻中插入胃喉，減輕胃部因積聚液體而造成的壓力，另外也會暫時禁食並吊一些鹽水到靜脈去保持身體的水分。透過大小腸休息的方法，使小腸自己慢慢緩解阻塞情況。很多時亦會透過使用短期類固醇來減輕腸道外腹膜癌症的炎症水腫，也能幫助緩解阻塞。若然用這些保守治療也未能起效的話，有些情況也要考慮做手術開造口。可是有些時候是多處同時發生黏連性的阻塞，再加上腹膜也是腫瘤，所以不容易以手術處理。歸根究底最後也要使用適合的化療或其他抗癌藥物，盡快令癌細胞縮小，否則這一種腸黏連的阻塞只會沒完沒了反覆出現，對病人的生活造成極大困擾。

中醫眼中亞急性腸道阻塞的三大要因

中醫方面，認為六腑以通為用，即胃部和大小腸最緊要通。氣常下降，發生亞急性腸道阻塞在中醫來說就是所謂腑氣不通。中醫最緊要辨證論治，要看得出是什麼原因令腑氣不能向下降。

第一是因為有熱毒積聚於大腸之內，病人會變得口乾、大便秘結、舌苔黃黑，而且非常乾燥。中醫典型的方是大承氣湯。當中有大黃、芒硝，藥效上是猛烈的瀉藥，能把身體積聚的熱毒一併瀉下，唯獨是必先經過中醫處方小心使用，否則有可能造成身體損傷。

第二種情況就是所謂氣滯血瘀。病人的腹部痛有定處，即痛來痛去都是同一個位置，而且口唇和舌部帶有紫色。基本方是用桃紅四物湯再加大黃牡丹湯，行氣化瘀通便。

第三種情況是脾胃虛寒。因為中醫認為寒性收引，脾胃虛寒者，就是腸功能弱，令大小腸不懂得蠕動，所以要補脾胃陽氣的同時，亦要透過一些行氣、化氣、下降的藥物通便。基本方藥是四磨飲子再加上大黃附子湯等。

更多見的情況是所謂虛實夾雜，即病人又有虛寒，但又有氣滯又有血瘀。各種情況互相出現，所以用藥就要非常小心，慢慢斟酌定下處方。

另外針灸治療這個情況也有一定的功效。有些穴位可以下針，如腹部的天樞、關元，加上小腿的上巨虛和足三里，行氣化氣降胃氣。

這位患者病情屬於脾胃虛寒，吃了幾天溫化下降的中藥後，胃口增加之餘，大便亦都增加，令她非常開心，之後再度商議治療疾病的西藥。

無論如何，即使是亞急性的腸道阻塞，亦有可能突然間惡化，需要入院進行支援性的治療。所以想更好地討論並發展利用中醫藥治療這個棘手問題，可能需要幾年後中醫醫院開幕才辦得到。

病人假如發現有這個情況，必須先請教自己的主診醫生，切勿自行亂服藥物，以策安全。

第三章

行醫隨筆

醫療保險

連城之價

身為腫瘤科醫生，我常遇到為治療費用煩惱不已的患者。治療癌症的藥物，尤其是新藥物的價格異常高昂，且患者大多因公立醫院的輪候時間長而需轉到私家醫院治療，進行手術的話，僅是手術費用已高達二三十萬，再加上後續更多的手術和電療，令經濟狀況雪上加霜。即使於癌細胞已經擴散的患者而言，其實很多治療癌症的藥物效果都極佳，不少第四期患者都得以「帶瘤生存」，且達到長期生存目標。可問題卻隨之而生，由於他們需不斷覆診和服藥，換來的是與日俱增的醫療開支。

藥物方面，公立醫院一般承包化療費用，故價格較低廉。但不少口服或針劑標靶藥、較新的免疫治療，以及將推出的細胞免疫治療，如嵌合抗原受體T細胞（CAR T cell）治療等，都不受政府津貼範圍覆蓋。即便未來津貼計劃增多，患者需自行張羅的費用仍不少，如免疫治療的藥費一個月高達四萬，甚至高達六七萬元，長期下來即使是一般中產人士亦難以負擔。一些患者因之前不曾購買醫

療保險、保險面額太小或未看清條款等原因,導致未能涵蓋治療癌症所需的費用,無奈之下為了治病需將物業放售。

未雨綢繆

試想,患者和照顧者與疾病正面搏擊已相當困難,加上精神與經濟壓力,實在會將人壓垮。先說明,我的家人與我本身都並無從事保險行業,可據我的經驗所見,若患者發病時本身已購買一份有效的醫療保險,與沒有購買保險的患者相較之下要幸福許多。

一名胰臟癌患者治療超過六年,已接受過多次手術、化療與電療,直至今日仍處於抗癌路上,其中的開支可想而知。雖然該患者是一名收入頗豐的中產人士,可在面對排山倒海的治療賬單時,每個月的開支仍高於他的薪金。另外,癌症亦與其他併發症有關,如感染和胃出血等藥物副作用;若患者希望得到優質的治療、入住私家醫院,費用更是有如「天價」。幸而這位患者曾購買一份高額且涵蓋面廣的醫療保險,大部分治療費用都不需由其自掏錢包,減輕他與妻子的精神壓力。

試設想,即便是一名月薪十萬至十五萬的中產人士,面對一個月達十萬元的治療費用仍難免拮据;對仍在支付房貸或養育孩童的家庭而言,更是艱難竭蹶。因此,我一般建議具經濟能力的年輕人未雨綢繆,購買一份合適且保額足夠的醫療保險。健康對大部分年

輕人而言都是理所當然的，且人們大多不願意購買一些不能每年報銷的保險，故往往將健康交付在醫管局手裏。縱然醫管局在津貼方面的政策頗佳，但癌症治療費用高昂，而醫管局的營運資金大多依賴政府的稅收，經濟良好時固然資金充足，可是「花無百日紅」，居安思危方為上策。若患病時恰逢經濟低迷，醫管局的撥款或各類藥物的資助便未必能滿足需求。加上人口老化的問題，癌症患者的生存期越來越長，社會的醫療支出只會有增無減。

有備無患

求人不如求己，趁身體健康時購買一份醫療保險，便能省卻許多煩惱。香港的「頭號殺手」正是癌症，購買相關保險時需注意是否涵蓋門診癌症治療——一些較舊的保單只許入院治療報銷費用，但絕大部分的癌症治療，包括化療、電療、免疫治療和口服標靶藥都不需患者入院，只需在日間中心或門診治療即可。由於保險公司會調查患者是否有入院的需要，故申請入院獲取保費十分困難，若最終無法報銷費用更是得不償失。

為了減輕自己與家人的憂慮，在購買醫療保險方面絕不能節儉，若能力許可，便應盡早向保險公司或經紀查詢。

找對醫生

　　作為病人其中一個最大的困難和擔憂，就是有病的時候不知在哪裏找醫生。如果是一般疾病譬如傷風感冒發燒肚痾或者作身體檢查等，通常病人都是去找自己日常求診的那位 GP（general practitioner，普通科醫生），或者是家庭醫生，而通常都是按地區選擇醫生的，即是近自己的家，最好是在自己住的屋苑或者屋邨附近。也有不少人習慣了找某個醫生，即使搬了家，也會山長水遠去找廿多年前已開始求診的 GP。因為大部分人都覺得，最重要是找到一個「啱」（適合）的醫生。

我的專屬醫生

　　所謂「啱」的醫生是什麼？一來大家都希望有一個醫術高明的醫生，另一方面也非常重視所謂「人夾人」──我們俗稱的跟醫生「夾唔夾」。夾得到的一般就會長期光顧。這個情況在中醫上也是相同的。

　　專科醫生就有一點不一樣。因為要找專科醫生，很多時都是比較難醫治的疾病，又或者比較複雜的疾病。通常病人都會四出問意

見，看看哪位醫生可以幫到他們。最常見就是以傳統形式——問身邊的朋友，即「word of mouth」。通常一請朋友介紹，朋友都會非常踴躍不斷地推介。另一種情況就是一科的醫生轉介給另一科醫生。又或者上網搜尋，google 一下也是非常普遍的。現在也有一些醫療網上平台提供簡單的醫療資訊，也有人會向自己使用的保險網絡作查詢。若然是一些非常嚴重的疾病，例如是要作非常複雜的手術，這個時候病人都會作一些詳細研究，希望可以找得出他們心目中的「大國手」或者專家。

不過無論如何，通常病人找對了醫生都不想轉，因為轉醫生在心理上要承受的負擔不小，情況就好似搬屋一樣，「諗起都煩」。

醫院新鮮人與法國籍病人

回想以前初出茅廬的我，在公立醫院看一位前來就診的外籍病人。我記得我一看他的名字就知道他是法國人。

「Bonjour, I am Dr. So.」

這句是我唯一懂得的法文。

「蘇醫生你好呀，我是病人的女朋友，他來的主要原因是因為他有扁桃腺癌，所以想來跟進一下。」

　　這位法國人當時大概四十歲，官仔骨骨一頭金髮，看起來像一個金融才俊。而他的女朋友大約三十歲左右，身材高䠯。我尚記得當天她穿了一雙很高的高跟鞋，進來的時候咯咯作響。

　　「Oh so, you have done some investigations somewhere else already?」我問道。

　　他帶著一口有法式口音的英文慢慢回答我，但他講說話好像有點困難。我再細心察看，見到他頸部有點紅，應該是剛剛電療完之後的一些副作用，所以我猜他口部裏面應該有些損傷。

　　「Oh Yeah! I have actually just finished my radiation with Dr. X.」Dr. X是一位私家腫瘤科醫生。

　　「醫生你聽我說吧，他剛剛兩個星期前才電療完，喉嚨痛所以說不了那麼多。其實這裏有幾份報告是私家醫生給你們的⋯⋯（下刪一百字關於病情的描述）」他女朋友跟他感情應該是不錯的。

　　「病人的情況是一個早期的 HPV positive 扁桃腺癌，進行電療治療之後其實痊癒率很高。而且私家醫生做的檢查也非常充足，確認沒有擴散。」對話全都是英文，只不過在此都一併翻譯。

　　「對呀醫生，你說的對，X醫生跟你的判斷一樣。」今次是病人自己回答。

　　跟著我有點自作聰明的繼續說下去。

出於經濟因素的排期

「既然都醫好了，我相信你們主要是因為經濟問題，為了長期跟進而來我們醫院吧？」因為有不少病人即使在私家醫生處醫好癌症，都會在公立醫院掛一個號，長期覆診以便不時之需。

「對呀對呀醫生，你真的都說對了！因為他的保險已經用完，我們擔心長遠又要定期照磁力共振及電腦掃描，又要抽血檢查等費用昂貴，我們負擔不起。」他女朋友繼續代他回答。

以前的我猜中了，嘴角會不自覺地向上翹。

「那麼你們主要是想我們為病人早些排期預約磁力共振和電腦掃描？」

「對的醫生，坦白一點說，這是我們的主要目的。」病人說話其實非常斯文有禮。

「這絕對沒有問題的，但是你們要明白，無論在公家或私家治療的病人，很多都會先在這裏排隊，所以等候照磁力共振和電腦掃描的時間可能短則幾個月，長則一至兩年。不過按照你的病情其實也不需要太早照的。」

「我們當然明白，免費的，當然大排長龍。我們在法國也是這樣。」看來來自法國的他很明白 socialism 的醫療。病人看起來應該對經濟學有認識。

我繼續班門弄斧:「Milton Friedman said there is no such thing as a free lunch, I think he might be wrong in this regard.」

「HAHA Dr. So, you are so right!」病人忍住嘴部痛,和女朋友一起大笑了幾聲。

「不過無論如何我都想記錄一些基本資料,特別是可以引起頭頸癌的 risk factor。」

「Sure.」

依書直說下的靈活變化

「你平時有沒有吸煙呢?」初出茅廬的我,很多時很死板地跟著書本寫的就去問,因為吸煙和飲酒都是引發扁桃腺癌的重要 risk factor(高危因素)。

「我沒有吸煙的,不過有時會吸水煙。」

我一邊點頭一邊心裏想,果然有 lifestyle。

「那麼你平日有沒有飲酒呢?」

問完後我覺得這是一條愚蠢的問題,但我決定繼續說下去。

「好啦，這條問題你不用回答，我會直接寫你是 drinker。如果你回答說你沒有飲酒，你一定是在說謊。試想世界上哪有法國人不飲酒的呢？除非你不是真正的法國人。」

「HAHA Yeah, you are damn right!」

然後我打算再問一些其他 risk factors⋯⋯不過算了，在這個階段既然都已痊癒，再問下去亦沒有幫助。我決定丟棄一些書本教授的 routine。

相會相見靠緣分

寒暄一番問清楚病情後，病人和他的女朋友站起來，打算離開診室了。

「Thank you Doctor.」

「醫生，我們下一次可不可以要求再見你？」他的女朋友問道。

在公立醫院一般不可以要求指定見哪一位醫生，但他的女朋友這樣問，我心中沾沾自喜，心裏想她一定覺得我醫學水平不錯。

「公立醫院不可指明見哪一位醫生的，假若有緣我們還會相見。」我回答道。

　　他的女朋友出門口的時候拋下最後一句，「太可惜了，因為我們覺得你很搞笑。」

　　我⋯⋯

中醫是一種 craftsmanship

　　有一次和一些業內朋友晚飯交談，當中有幾位朋友非常好奇，問我關於中醫的一些問題。例如究竟什麼是熱氣？把脈究竟把到些什麼？中醫的療效需要用對照臨床測試去驗證嗎？全部都是非常有趣的問題。一般人多對中醫不太了解，讀過西醫的人就更不了解。其實醫學除了是科學之外，有些時候也是一種 craftsmanship。這個情況在中醫上更加明顯。

行醫經驗的累積與反芻

　　雖然近四十年西醫進入了循證醫學的路，但其實西醫本身有不少東西都是依靠醫生的 craftsmanship。最為明顯的就是外科醫生做手術，都是一種 craftsmanship。就算大家都是同一專科的醫生，有時施手術者工藝水平都不會完全一致。當中涉及不少經驗累積、手法的創新、做手術方法的交流，以及在手術室的臨床判斷等。這些都不能依照循證醫學那一套硬規格所能夠評估水平的。因此，有時外科醫生在國際上經常有一些手術演示，甚至海外直播做手術，進行國際大師交流。現時遠程科技進步，亦會用微創或機械

臂進行大多數的手術，外科醫生手術技藝交流切磋，越來越像直播打機呢！又或者有點像學習廚藝的節目 Master Chef 一樣，起初就是跟師傅學基本功，煮每一道菜都有一些竅門需要「師傅教路」，但後來要再提升功夫就真的是靠自己創新。醫學也是差不多。

另一方面，以我經常做的電療設計為例，很多時要在電腦內的 CT 模擬器中的每一張掃描片上畫出腫瘤的位置和電療區域，行內叫做 contouring。雖然現在國際間已經有很多不同的指引去 standardise（標準化）contour 時的位置和標準（這個當然是要緊的，因為可以保持國際上電療的技術水平），但很多時在治療病人的時候，會牽涉到一些臨床判斷和畫圖手藝，例如是這個病人究竟用哪一種電療技術呢？電療用多少劑量呢？哪一個區域需要包含在電療範圍內，以增加腫瘤的治癒率？哪一個區域不能電太多，因為會傷到正常器官？當中的取捨就是一種 craftsmanship。而看圖去決定如何做 contour，也是一種功夫。

中醫的自我修養

至於中醫的 craftsmanship 就更加明顯，令很多人覺得中醫有一種神秘感。

雖然在大學讀中醫有一定的課程基礎，但其實中醫的功夫很多時都會因跟了哪一位老師或哪一位師傅而受影響，無論把脈抑或開藥方都有各門各法。例如不少人都覺得把脈很神奇，為何單靠手腕

上的脈搏便可以看得出那麼多東西呢？其實脈法都有很多種，傳統《黃帝內經》傳下來的法，把脈有九個地方。所謂上中下天地人[1]。我們真的可以透過這九個地方測驗脈象，但為了方便起見，現時只會用手腕上的地方作為脈搏探測，亦即我們說的寸口脈。另外當然還有各門各路脈法，情況就更加複雜。脈搏除了有波幅外，還有大小、速度、來勢急或緩、是否順暢等種種特質，當中隱含各樣不同的訊息，起初真的要人指點一下才會明白。

至於開藥就更加有著各門各路。基本的有幾百種中藥和三百多條成方，這些是基本功。但很多時中醫師因為傳授不同，加上自己研習或者創新，即使開中藥藥方都有不同門派，分別可以很大。常見有經方派、扶陽派、時方派等。所以有些病人看不同的中醫師，都會察覺開藥套路和藥物種類多少有些分別。正所謂條條大路通羅馬，最終目的都是為了治好病。

我覺得學中醫比學西醫困難，因為學中醫不但需要understanding（了解背後的原理），更加需要一種悟道。「悟」這一個字英文都不知怎形容，是一種更為深層的enlightenment吧！中醫有時真的跟學做菜一樣，即使炒同一碟咕嚕肉，不同餐廳炒出來都不同，當中的差異就是功夫的水平。更為優越者，甚至可以自創不同的fusion菜式，所以從另一方面來看，中醫可以算是一門「創意」醫學。

1　上、中、下分別為頭、手、足，而各部分又分為天、地、人三個地方，故把脈有九個地方。

究竟中醫眼中有健康的人嗎？

另外，中醫的另一個困難就是何謂正常健康。

中醫在拿捏何謂正常健康方面和西醫的方法是不同的。舉個例子說，中醫認為正常的脈象是平脈，但實際上你找十個香港人，可能十個人中也找不到一個是平脈的！那就是說正常健康是一種 minority（少數）。那麼和西醫的正常就有很大不同，因為西醫對正常的定義是以統計學的 bell curve 去決定，譬如以血色素為例，凡是在 2 standard deviation 之內的都是正常。超出了正常範圍的，就是 abnormal。大部分西醫定義人體各項正常指標都是根據統計學上這個概念定下來。但中醫不同，中醫確認人體的正常並不是根據現今統計學而定下，因為現今社會中根本大部分人都不是太健康（根據中醫的概念），這亦造成一個困難，就是第一次看病人的時候，究竟怎知道那個病人本來身體是怎樣的呢？如何知道病人現在和正常的水平差了多少？

事實上中醫的確能夠做得到的，但再說下去實在太過艱深，其實中醫的思維模式和理論有點貼近現在所謂的 fuzzy logic。

明白中西醫基本上的不同，就會知道為何很多用西醫統計學的方法去研究中醫，都很難得出非常正面的結果。事實上要定出中醫的研究方法，實在是一個深奧的問題。

中西醫
治癌手記

作者	蘇子謙醫生
總編輯	葉海旋
編輯	李小媚
助理編輯	周詠茵
書籍設計	TakeEverythingEasy Design Studio

出版	花千樹出版有限公司
地址	九龍深水埗元州街 290-296 號 1104 室
電郵	info@arcadiapress.com.hk
網址	www.arcadiapress.com.hk

印刷	美雅印刷製本有限公司
初版	2022 年 7 月
ISBN	978-988-8789-00-9